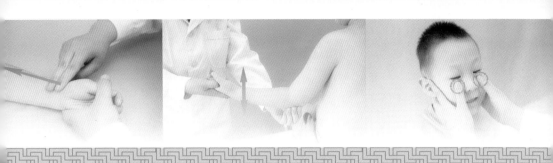

视频+图解

津沽小儿推拿

王金贵 著

协编（按姓氏笔画为序）

马永利　刘斯文　刘书芹　闫泽明　李华南　张　玮

吴秋君　陈伟男　赵　娜　骆雄飞　海兴华　董　桦

人民卫生出版社

图书在版编目（CIP）数据

视频＋图解津沽小儿推拿 / 王金贵著 . —北京：人民
卫生出版社，2018
ISBN 978-7-117-25944-6

Ⅰ. ①视… Ⅱ. ①王… Ⅲ. ①小儿疾病 – 推拿 – 图解
Ⅳ. ①R244.15-64

中国版本图书馆 CIP 数据核字（2018）第 020488 号

人卫智网	www.ipmph.com	医学教育、学术、考试、健康，
		购书智慧智能综合服务平台
人卫官网	www.pmph.com	人卫官方资讯发布平台

视频+图解津沽小儿推拿

著　　者: 王金贵
出版发行: 人民卫生出版社（中继线 010-59780011）
地　　址: 北京市朝阳区潘家园南里 19 号
邮　　编: 100021
E - mail: pmph @ pmph.com
购书热线: 010-59787592　010-59787584　010-65264830
印　　刷: 北京汇林印务有限公司
经　　销: 新华书店
开　　本: 710×1000　1/16　　印张: 16
字　　数: 229 千字
版　　次: 2018 年 2 月第 1 版　2020 年 12 月第 1 版第 2 次印刷
标准书号: ISBN 978-7-117-25944-6/R · 25945
定　　价: 78.00 元

打击盗版举报电话: 010-59787491　E-mail: WQ @ pmph.com
（凡属印装质量问题请与本社市场营销中心联系退换）

前言

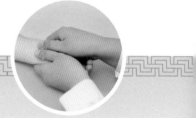

　　小儿推拿历史源远流长,作为千百年来历代医家长期临床实践中不断积累和完善的成果结晶,其出现对我国小儿健康以及中华民族的繁衍昌盛做出了不可磨灭的贡献。

　　作为推拿学的重要组成部分,小儿推拿是一门以中医理论为指导,应用特定手法作用于小儿体表特定部位及穴位,从而平衡机体阴阳、调理脏腑气血,防治小儿疾病的学科。早在秦汉时期医学著作《五十二病方》一书中,即记载有古人用汤匙边摩拭病变部位治疗小儿惊风抽搐。后随推拿发展,小儿推拿散见于各朝代的医学典籍中。直至宋代儿科学的产生,为小儿推拿学的形成奠定了理论基础。明清时期,《小儿按摩经》《小儿推拿秘诀》等专著的问世,则标志小儿推拿形成了独立的学术理论体系。

　　津沽小儿推拿根植于津沽地区,具有鲜明的地方特色。它是在传统小儿推拿基础上,以小儿核心特定穴推拿为施术特色,吸纳津沽民间"腹部推拿""皮部推按"等特色手法,汲取现代化科研成果以及其他流派优势,逐步丰富完善而成。这也铸就了津沽小儿推拿流派"半开放"式的发展模式,这种模式不仅使津沽小儿推拿理论根基愈发牢固,更促进了津沽小儿推拿临床疗效的逐步提升。

《视频＋图解津沽小儿推拿》一书的出版,凝聚了几代津沽小儿推拿人的心血。通读本书可使读者一览津沽小儿推拿全貌,领略其大道至简的特色。本书将追溯津沽小儿推拿理论形成和发展历史,详解津沽小儿推拿流派特色、临证要点。向读者原原本本地呈现津沽小儿推拿以八纲辨证为主,结合脏腑、经络、体质辨证,指导运用核心特定穴推拿、小儿腹部推拿、皮部推按等方法治疗小儿疾病的特色理论方法体系。同时,还将介绍津沽小儿推拿以"八纲辨证为纲,八法为治则"形成的极具临床实用性的特色操作配伍术式。

清代夏禹铸在其所著的《幼科铁镜》中曾言:"用推即是用药,不明何可乱推? ⋯⋯病知表里虚实,推合重症能生;不明推拿揉掐,乱用便添一死。"吴师机亦在其《理瀹骈文》一书中指出"外治之理即内治之理"。小儿推拿作为一门医学,绝非短期速成,更不可胡乱施术。本书的一大特色是将小儿推拿操作类比中药,每个术式都有一定的"药之气味",同时根据八纲辨证形成"用推即是用药"的"特定穴术式处方"。这种形式有助于读者对津沽小儿推拿理解和应用。相信结合临床实际,因人、因时、因地施术,定会运用自如,效若桴鼓。

《视频＋图解津沽小儿推拿》作为一本小儿推拿专著,突出理论性,重视实用性,同时还反映了津沽小儿推拿流派的经验继承与理论成果。我们希望这本书的出版,能在推广小儿推拿,提高临床质量上发挥积极作用,并且在规范小儿推拿行业发展,造福广大百姓上能有所裨益。由于我们水平有限,纰漏错误在所难免,恳请广大读者提出宝贵意见,万分感激。

最后,感谢人民卫生出版社的大力支持,感谢天津推拿前辈对津沽小儿推拿的无私奉献,在这里对他们致以诚挚的敬意!

编　者
2017 年 10 月

目录

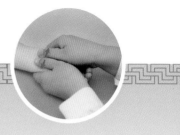

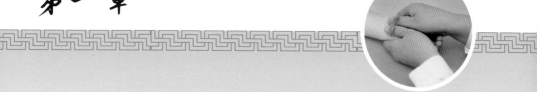

第一章

津沽小儿推拿发展源流

　　小儿推拿(简称儿推)拥有区别于成人推拿的一套独立、完整的理论方法体系,是以中医理论为基础,采用不同的推拿手法作用于小儿特定体表区域,从而调节脏腑功能,达到防病治病目的的学科。小儿推拿历史源远流长,起初是依附于整体推拿的发展,在《诸病源候论》《备急千金要方》等经典著作中都不乏小儿推拿方面的内容,但并没有整体脱离成人推拿领域的范畴。虽然明代"隆庆之变"罢黜"按摩科"事件为推拿学科的进一步发展造成一定阻碍,却促使了小儿推拿在小儿科和民间寻求生机,经太医院御医(如龚廷贤、杨继洲、姚国桢)的亲自操术及撰述,得到了广泛的认可,并得到迅速流传。

　　由于小儿生病后服药困难,针刺怕痛,因此,小儿推拿凭借其绿色安全、无痛的优势,在明代以后有了突飞猛进的发展,小儿推拿名家辈出,专著大量涌现。当时小儿推拿的主流治疗方案多以八纲辨证与手法配伍特定穴相结合的方式。其理论渊源正如《理瀹骈文》中的一句经典名言,即"外治之理,即内治之理,外治之药,亦即内治之药。所异者,法耳"。当时的小儿推拿犹如中药处方配伍一样,通过"取类比象"的思维将特定穴术式都赋予"药之气味",然后根据脏腑八纲辨证配伍形成"用推即是用药"的"特定穴术式处方"。因此,明代"隆庆之变"虽然对整体推拿发展造成一定影响,但是促使了小儿推拿在民间的发展,开始形成独立的理论体系。

　　小儿推拿流落于民间,受到地域限制,缺乏交流,因此形成了许多小儿推拿流派。津沽小儿推拿根植于津沽地区,在传统中医理论的指导下,以小儿特定穴推拿为基础,吸纳了津沽民间的一些有效的特色手法,形成了完整的理论方法体系,并具有鲜明的津沽地方特色,因而称之为"津沽小儿推拿"。

第一节　津沽小儿推拿流派传承

津沽小儿推拿在漫长的传承发展过程中,形成了以"固护中州"为理论基础,以八纲辨证为主,结合脏腑、经络、体质辨证,综合运用核心特定穴推拿、小儿腹部推拿、皮部推按等方法治疗小儿疾病的理论方法体系。津沽小儿推拿因人制宜,根据小儿生长发育的整体规律,将3岁作为临界点。3岁前,遵循小儿推拿的"原始风貌",选用特定穴结合皮部推按进行治疗;3岁后,将特色小儿腹部推拿加入治疗中,强调经络与脏腑之间的关系,以及对有形之脏与无形之脏共同调节。作为一个海纳百川的"融合"流派,津沽小儿推拿汲取了其他流派之精华,收集整理了许多来自津沽民间流传至今的推拿手法。这造就了津沽小儿推拿不仅拥有独特、夯实的理论体系,同时基于方药配伍理论,也具备一套完善的小儿推拿穴位及操作处方,手法安全,疗效显著。

一、流派萌芽

天津自明筑城设卫,凭借水路便利,毗邻国都,日渐繁盛。到了清末民初时期,西学东渐盛行,天津作为北方最早开放的城市,逐渐发展成为一座具有中西合璧独特气质的城市,也借助着中西方经济与文化的交流而日益壮大。特别是在医学方面,天津对中国近代医学发展做出了巨大的贡献,有多个"第一"都发生在天津。1894年李鸿章在天津创办了中国第一所西医医院——天津储药施医总医院。1903年在天津成立了中国第一家公立妇产专科医院——天津北洋女医院等。近现代的繁华成为天津医疗卫生发展的沃土。而天津作为当时全国中医学界的翘楚,更是大家辈出,发展迅猛,带动着全国中医学的发展。

天津既是联通华北、东北、华东的交通中枢,又有九国租界,中西文化较早融通。正是在这样的历史条件和地理环境下,天津成为了北京的"后花园",各界富商及达官显贵纷纷云集津门,凡有病痛小恙,即求医问药。这也成为了近代天津医疗卫生迅速发展的重要机遇。近现代的中医学泰斗张锡纯,于1928年定居天津,凭借其高明的医术在津门声名大噪,并开设"中西汇通医社"培养后继人才。北京四大名医之一的施今墨以及后期涌现的赵寄凡、陆观虎、哈荔田等一批著名中医均聚集于天津的日、法租界,开设诊所行医。借助着天津中西医蓬勃发展的形势,小儿推拿凭借其无打针吃药之苦的优势,不仅深受达官显贵推崇,也在民间绝处逢生,广为应用。甚至连普通家庭的爷爷奶奶都会几招"独门绝技"。正是因为小儿推拿的随方逐圆、通时达变,才有津沽小儿推拿的应运而出。

二、流派发展

20世纪50年代初,京、津、冀一批知名的中医专家胸怀"弘扬中医,报效祖国,为天地立心,为生民立命"的坚定信念,聚集在渤海之滨的津城,肩负着振兴天津中医的鸿鹄使命,建成了天津历史上第一所具有现代意义的中医院——天津市中医联合门诊部(即现天津中医药大学第一附属医院),吸纳了不同学科的中医名家进院坐诊。而天津中医药大学第一附属医院推拿科,正是由当时的著名推拿名家胡秀章老先生于1958年创立。胡秀章老先生先后师从于推拿大家安纯如和石汉卿,以"手法微妙,着手成春"享誉京津。学艺期间,除以伤科、脏腑推拿受赠外,还获恩师传授小儿推拿之法,此为津沽小儿推拿之源起。

小儿推拿凭借其绿色优势深受不同阶层人士的推崇。因此,胡秀章老先生准确把握时机,为了有别于骨伤科的治疗领域,特别将小儿疾病和内科疾病作为推拿科的主打领域,并积极发展小儿推拿和脏腑推拿。经过胡老多年的儿推临证,逐渐摸索出了成人腹部推拿在治疗小儿功能性疾病中的玄妙之处。小儿一般在3岁左右经络就会逐渐发育成形,而胡老根据小儿的体质和生理特点,将成人腹部推拿的部分手法进行改良,巧妙应用于小儿推拿中。改良后的腹部推拿通过对小儿的冲脉、任脉、带脉等经脉及其分布于腹部的穴位进行操作,从而激发经脉的经气,最终实现对周身气血的调节。胡老将腹部推拿与传统儿推有机融合,两者相得益彰,针对小儿的功能性疑难杂症,取得了良好的治疗效果。

隋卓琴也是津沽一带著名的儿推代表性人物,师从胡秀章老先生。她带领以王金贵为主的青年团队深入民间胡同小巷,与耄耋老人交流,系统挖掘了存留于民间的常用儿推手法,并对其进行了科学梳理和归纳。后广泛应用于小儿推拿中,疗效显著。隋老可以说是津沽小儿推拿流派的第三代传承人。其在继承胡老儿推精髓的同时又进一步丰富了小儿推拿的手法,这也为津沽小儿推拿流派的后期形成奠定了基础。

三、流派成熟

经过胡老和隋老两代人的传承与创新,极具津沽地方特色的小儿推拿理论方法体系逐渐成形。并在第四代传承人王金贵教授的带领下,学以融会,用以贯通,形成了津沽小儿推拿流派。

王金贵教授在小儿推拿方面师从于隋卓琴先生。不仅追随隋老,系统收集整理了民间儿推手法,同时借助现代科学技术平台,将各流派名家相关临床经验纳入数据库,采用关联规则、复杂系统熵聚类等方法进行挖掘分析,总结用穴规律,筛选"核心特定穴",形成指导临床医师的简化"推拿经方"。减少不必要的手法操作量的机械堆积,靶向明确,精准治疗,事半功倍。同时,王金贵教授平素喜爱溯源名家手稿和经典藏书,并从原始古医籍的病历中逐步梳理出了"十二皮部"与小儿推拿的相关性,并将两者核心思想匹配融合。另外,他结合多年临床经验最终形成了"皮部推按"疗法,进一步丰富了小儿推拿的理论方法体系。

津沽小儿推拿流派作为一个"半开放"式的动态流派。其不仅有"腹部推拿""皮部推按"等津沽特色手法,还汲取现代化科研成果以及其他流派优势,逐步丰富自身理论方法体系。这种模式使津沽小儿推拿的理论根基愈发牢固,促进了津沽小儿推拿的临床疗效逐步提升。

第二节　津沽小儿推拿的临床特色

一辈辈的津沽推拿人不断用自己的经验丰富着津沽小儿推拿，代代相传，各有发挥，形成了津沽小儿推拿特色。

一、固护中州，腹部推拿

"固护中州"这一理念源于津沽一带民间的朴素认识，经过世代相传，已然成为了津沽小儿推拿的核心思想。这也与明代著名儿科专家万全的"保脾土"不谋而合。中州即脾胃，《素问·太阴阳明论》云："脾者土也，治中央，常以四时长四脏……"《素问·玉机真脏论》云："脾脉者土也，孤脏以灌四傍者也。"而脾胃相表里，功能关系紧密，两者经常一并提及。《中藏经》云："胃者，人之根本也。胃气壮，则五脏六腑皆壮。"因此，脾胃四季皆旺，其他脏腑皆可吸收精微物质得到滋养而健壮。但是小儿身体机能与成年人不同，脏腑清灵，生机勃勃。小儿又形气未充，易饥易饱，此为"脾常不足"。"脾常不足"就是小儿生理的特性，因此脾胃不可不调。

小儿疾病无非外感和内伤两大类。外感即感受邪气，而内伤主要由饥饱引起。因为小儿乳食不节，加之父母或老人的娇宠，就容易因为饥饱而损伤脾胃。脾胃为后天之本，居于中焦，沟通上下，不仅是气机升降枢纽，还可以促使精微物质在全身输布。若脾胃损伤导致升降枢纽功能失常，继而引起气机紊乱，百病由生。因此小儿内伤疾病以脾胃病先发居多。

津沽小儿推拿认为小儿疾病的预防和治疗重点在于固护中州，即调理脾胃。"脾胃无伤，则根本常固矣"。而腹部推拿是"津沽脏腑推拿"中的一大特色手法。起初是应用于成人的功能性内科病治疗，由推拿名家胡秀章老先生将其应用于小儿疾病的治疗，后又经王金贵教授进一步系统整理改良，使其在临床中得到更广泛的应用。小儿腹部推拿的手法主要包括层按法、运腹法、摩腹法、旋揉法等,与成人手法相近,通过改良后又有小儿推拿自身的特点。其主要施术于腹部循行的冲脉、任脉穴位以及其他胸腹部重要穴位等。而脾胃是腹部推拿施术的主要脏腑,不仅可以通过有规律的手法机械力直接刺激"有形之脏",充分调动胃肠动力,还可根据不同补泻手法和穴位处方,联动不同经脉,形成"功能网络",从而干预"无形之脏"。将有形和无形整合,从而调节脾胃功能,促进气血精微物质生成输布。腹部推拿不仅可以通过调理脏腑经络治疗小儿功能性疾病,也可以配合方药,促进药物成分吸收和转运至病灶。可谓"脾胃健运则药自救,脾胃既衰,不能运转药性以施变化"。

小儿的生理特点决定了其推拿的侧重点有别于成人。《医权初编》云:"治病当以脾胃为先。"《类经》云:"治五脏以调脾胃。",小儿"脾常不足"在众多医家的诊治思路中均占有重要的地位。因此,"固护中州"的理念也在世代相传中,逐渐成为津沽小儿推拿的核心思想。

二、纲举目张,核心用穴

"脏腑柔弱,易虚易实,易寒易热"是小儿发病的特点。由于小儿具有脏腑娇嫩,形气未充的生理特点,决定了他们体质娇弱,御邪能力不强,加之小儿乳食不能自节,故在外易为六淫之邪所侵,在内则易为饮食所伤,所以小儿易于感邪,容易发病,并且一旦发病,其病情转化又十分迅速,变化多端。若手法杂而不精、穴位繁而不专,往往不能直达病所,无法快速缓解小儿的病痛。且穴位选取过多、操作时间过长,往往还会使患儿情绪烦躁,不配合治疗,达不到预期的效果。津沽小儿推拿在临床治疗中不提倡复杂的大处方和长时间的治疗模式,而是针对小儿的发病特点,同时在明代周于蕃所著的《小儿推拿秘诀》基础上,通过对古代医学文献的追溯和挖掘,结合津沽小儿推拿几代传承人的临床经验,经过临床验证及现代统计方法分析后,最终科学地归纳出了一套临床常用、起效迅速、针对性强、并极具津沽特色的"核心特定穴"体系。

此外,津沽小儿推拿从临床实际出发提出了极具实用性的"以八纲辨证为纲,以八法为治则"学术思想。八纲即阴、阳、表、里、寒、热、虚、实八个纲领,可以将疾病错综复杂的临床表现进行高度的概括:从病证类别来看,离不开阴阳;任何一种证候病位,总离不开表里;从疾病性质来说,都当分为寒热;从正邪斗争的关系来说,可反映为虚实。清代夏禹铸在其所著的《幼科铁镜》中提到:"用推即是用药,不明何可乱推?病知表里虚实,推合重症能生;不谙推拿揉捏,乱用便添一死。"其明确指出了运用小儿推拿前要明确辨明疾病的八纲性质,不可胡乱施术。津沽小儿推拿遵循古训,将八纲辨证作为基本诊断纲领,并要求第一时间明确小儿疾病的病性、病位、病势等关键要素,从而指导小儿推拿的手法治疗。同时在治疗方面,津沽小儿推拿又以"八法"为核心治则,系统的将传统小儿推拿中的各种常用操作进行了总结归纳,分为调脏、汗、下、和、温、清、消、补八大类操作手法(因涌吐类手法现代临床中并不常用,故在本书中没有对其进行介绍;同时,考虑脏腑辨证及五经穴在小儿推拿中的重要地位,故增加调脏)。针对疾病性质,选取相应的操作,在临床应用中十分便捷准确。

总的来说,津沽小儿推拿在临床治疗小儿疾患时,是以八纲辨证为纲,以八法为治则,精选核心特定穴进行治疗,这不仅使传统小儿推拿返璞归真,回归了中医的本原,同时又发挥了津沽小儿推拿辨证准、选穴精、起效快的治疗优势,在临床中往往能够及时减轻小儿的病痛。

三、化繁为简,皮部推按

皮部推按是津沽小儿推拿的另一大特色。皮部理论起源于《黄帝内经》,是经络学说的重要组成部分。《素问·皮部论》曰:"皮有分部……欲知皮部,以经脉为纪者,诸经皆然。"这说明了皮部是根据十二经脉在体表的循行路线而划分为片状或条状的体表特定区域,区别于十二经脉的线状分布。

皮部理论往往是应用于成年人,主要是通过脏腑与经络之间的联系,来反应体内的脏腑病变。《黄帝素问直解·皮部论》中指出:"腑脏之气,亦通于皮,亦有分部,其腑脏之气,不与于皮,而生大病矣。"即人体是一个有机整体,身体各个部分之间串联形成一个关系链。当脏腑出现功能障碍时,也会在体表皮部表现出相应变化。而津沽小儿推拿将皮部理论的作用进行了延伸。并不拘泥于将成年人的皮部视为脏腑病变的信号,而是侧重于十二皮部在治疗中的经络效应。同时,津沽小儿推拿认为小儿的十二皮部效同于成人的十二经脉的作用,通过经络辨证,归纳患儿临床表现所属经脉,以皮部推按治之。

经络辨证是以经络理论为基础,根据十二经脉的循行分布、功能特性及其与脏腑的相互联系,以辨识分析疾病病机和证候的一种辨证方法。小儿经络需逐步发育健全,在经络未全之时,十二皮部其实就是发挥着十二经脉的作用,与相应脏腑构成内外联系网络。津沽小儿推拿经过数十年经验总结和溯源归纳,利用推按手法沿着十二皮部的循行区域进行刺激,通过复杂的经络网联系病变脏腑,从而利用外治手法达到皮部与相应脏腑间的呼应,调控病变脏腑,精准治疗,最终调节相应脏腑功能。

同时,皮部具有抵御外邪之效。皮部位于人体最为表浅的部位,可与外界直接接触,是保护人体、抵抗外邪的第一道屏障。《黄帝素问直解·皮部论》中指出:"百病之生,先于皮毛。"当皮部的屏障功能失常,病邪就会通过皮部直接进入经脉,侵袭脏腑,引发疾病。而推拿手法刺激皮部,"自外而达内",然后机体才会产生一系列变化。皮部又是十二经脉之气散布的部位,与机体内脏腑一一对应。因此,津沽小儿推拿巧妙地将皮部这一特殊系统与推拿手法相融会,并根据经络辨证,在十二皮部的循行路线进行推按,整体调节小儿脏腑之间的功能平衡,从而提升皮部卫外屏障能力,起到养生保健和未病先防的作用。

津沽小儿推拿通过对古医籍的溯源整理及临床经验总结,将皮部理论与推拿手法加以融会。根据经络辨证,利用推按手法刺激相应皮部及穴位,进行有针对性的干预,形成手法-皮部-脏腑的有机整体,从而在加强卫气的同时,沟通相关经络脏腑,达到预防保健和治疗疾病的目的。

第三节　津沽小儿推拿的作用

　　津沽小儿推拿在沿袭传统小儿推拿理论基础上,有机融合了津沽地区的特色理论及手法操作方法,将"核心特定穴""皮部推按""腹部推拿"等理论方法应用于小儿疾病治疗中。故津沽小儿推拿在传统小儿推拿作用基础上,更注重阴阳的调整、补泻的结合,并根据中医辨证论治的原则选择不同的治疗部位及穴位,通过手法与穴位的结合,达到温、凉、补、泻等不同的治疗作用。

　　清代小儿世医夏禹铸在其编写的《幼科铁镜》当中曾对小儿推拿进行了如此类比:"寒热温平,药之四性,推拿揉掐,性与药同。用推即是用药,不明何可乱推? 推上三关,代却麻黄肉桂;退下六腑,替来滑石羚羊。"道理浅显,却深深道出了小儿推拿的作用特点。津沽小儿推拿亦是很好地传承以及发扬了这一思想。主要具有如下几个方面的作用:

一、调　整　阴　阳

　　阴阳作为我国古代哲学的一对范畴,表示相互对立两个事物的性质与特征或同一事物内部所存在的相互对立的两个方面。《素问·阴阳应象大论》言:"阴阳者,天地之道也,万物之纲纪,变化之父母,生杀之本始,神明之府也。"人体内部的一切矛盾斗争与变化均可以用"阴阳"概括,气血不和、营卫失调等病理变化均属于阴阳失调的范畴,阴阳的失调是疾病的内在根本,贯穿于一切疾病始终。

　　中医认为,疾病的发生,从根本上是阴阳的相对平衡遭到破坏,由此出现阴阳偏盛偏衰的结果。人之所以健康,就是处于一种阴阳相对动态平衡状态,即"阴平阳秘,精神乃治"。因此,调整阴阳、恢复阴阳的相对平衡状态是中医治疗疾病的根本法则之一。正如《素问·至真要大论》所载:"谨察阴阳所在而调之,以平为期。"调整阴阳作为津沽小儿推拿治疗的根本,主要是通过不同的手法操作、穴位本身的特异性及机体当时的机能与病理状态等来实现。

临床实践表明,不论是阴虚、阳虚,还是阴盛、阳亢,只要在相关的穴位或部位上施以正确的小儿推拿手法,都可以得到不同程度的调整。传统小儿推拿中,揉外劳宫、推上三关、揉一窝风等具有温阳散寒的作用,揉二人上马则能滋阴补肾,擦命门穴可温补肾阳,揉涌泉穴则可补益肾精、引火归原。津沽小儿推拿除了具有上述特点外,又结合了津沽地区的"腹部推拿"达到对小儿阴阳的整体调节,如针对小儿疾患中阳虚证候多应用层按(补法),以温补中阳。而针对阴虚证候则应用层按(泻法),达到清虚热的作用。

二、补虚泻实

《素问·通评虚实论》言:"邪气盛则实,精气夺则虚。"一般认为,人体物质不足或组织某一功能低下则为虚,邪气有余或组织某一功能亢进则为实。对于虚证与实证的治疗,《黄帝内经》则制定了"有余者泻之,不足者补之""实则泻之,虚则补之,以平为期"的治疗原则与方法,即针对虚证和实证分别采用增益(补)和减损(泻)的方法。小儿推拿较其他疗法的最大区别在于,其很好地贯彻了中医的补泻思想。

小儿推拿通过不同的操作手法作用于不同的穴位,产生特定的补泻作用。如针对手上五经及线状穴:大多以向心推为补,离心推为泻;针对点状穴:重揉、速揉为泻,轻揉、缓揉为补;针对面状穴:速摩、重擦为泻,缓摩、轻擦为补,等等。当然,某些穴位本身就有其补泻的特殊性,如揉足三里及捏脊只补不泻,揉四横纹只泻不补。津沽小儿推拿在疾病诊疗过程中,注重对补泻的应用。首先,体现在"固护中州"的治疗特色中。"固护中州"与明代医家万全提出的小儿"心肝有余,脾肺不足,肾常虚"理论相合,强调补脾土的重要作用。同时,在核心特定穴治疗方面也部分取义补泻理论。如针对气虚久咳,选用的肺金、脾土这一对穴,在补肺金基础上加补脾土,体现了中医虚则补其母的思想。另外,津沽小儿推拿还结合脏腑辨证及皮部经络学说,形成了特定的补泻方法。如针对虚秘,应用小儿腹部推拿中的层按(补法)作用于中脘穴可健脾益气。而针对肝气犯胃这一证型的厌食,在足厥阴肝经皮部腹部段逆着肝经循行方向推按,可起到疏泄肝气的作用。

三、疏通经络

《黄帝内经》强调人体经络必须通畅:"经脉者,所以能决生死,处百病,调虚实,不可不通。"如经络失去正常的生理功能,外则皮、肉、筋、脉、骨失养不用,内则五脏不荣,六腑不运,气血失调,百病由此而生。推拿有显著的疏通经络的作用,推拿手法作用于体表的经络穴位上,手法刺激可以激发经气使经络畅通。《素问·调经论》中载:"神不足者,视其虚络,按而致之……以通其经络,神气乃来。"以及《医宗金鉴·正骨心法要旨》所指出的"按其经络,以通郁闭之气"都说明了推拿具有疏通经络的作用。

传统小儿推拿治疗并不以经络为主要施术部位,而是以特定穴代之。这是因为,早期小儿的经络系统尚未完善,仍处于发育阶段,其作用并不像成人那样明确,而伴随着小儿的生长发育,经络逐渐成熟,功能才得以完善。津沽小儿推拿临证中,除了采用小儿特定穴外,针对3岁以上儿童还注重对经络的刺激。特别是在对小儿进行腹部推拿时,通过对冲脉、任脉、带脉等经脉及其分布于腹部段穴位的操作,激发经气,最终实现对周身气血的调节。如:掌运神阙一线(神阙 - 肓俞 - 天枢 - 大横 - 带脉穴),可协调冲任奇经间的平衡。同时,津沽小儿推拿手法还可借助带脉"围身一周,如束带然"的特点,达到疏通诸经的功效。

同时,皮部推按作为津沽小儿推拿的另一大特色,同样是基于经络理论。皮部位于人体体表,是十二经脉循行于体表的相应区域,能够内通脏腑、外连经脉。津沽小儿推拿通过经络辨证,以十二经脉皮部循经推拿为治疗手段,刺激走行于皮肤表面的经脉系统,达到疏通经络进而调整脏腑的作用。

四、调 和 气 血

气血是构成人体和维持人体生命活动的基本物质,是经络、脏腑、组织、器官进行正常生理活动的物质基础。《素问·调经论》言:"血气不和,百病乃变化而生。"人身气血调和,运行正常则能使阳气温煦,阴精滋养,一切生命活动正常;如气血失和,气血运行不畅,则皮肉筋骨、五脏六腑均失去濡养,人体正常的功能活动就会出现异常,从而产生病症。

推拿具有促进气血运行的作用,《素问·举痛论》曾载文:"寒气客于肠胃之间,膜原之下,血不得散,小络急引,故痛;按之则血气散,故按之痛止……寒气客于背俞之脉,则脉泣,脉泣则血虚,血虚则痛,其俞注于心,故相引而痛。按之则热气至,热气至则痛止矣。"故推拿具有散寒、行气、活血的作用,通过畅通气血运行来达到止痛的效果。

在传统小儿推拿治疗中也有相关作用的手法。如《小儿推拿秘诀》记载:"凡运八卦开胸膈,四横纹掐和气血。"提示小儿推拿中四横纹这一常用的操作方法具有调和气血的治疗作用。津沽小儿推拿同样强调对气血的调节,其中的小儿腹部推拿正是通过对气的调动,达到引血自行的目的。腹部旋揉法主要作用部位是腹部,重在理气,既能调补五脏之虚,又能泻六腑之实。而气与血"密不可分",气行则血行。在调理气血方面上腹部旋揉较其他手法有着明显优势。另如摩腹法,作为调和类手法,较其他手法平和。手法施用于腹部,可调动丹田之气,促进气血运行,有助于胃肠功能恢复,常用于腹痛等疾患。

五、防 病 保 健

中医历来重视保健,讲究"治未病",早在先秦时期《黄帝内经》中就提出"不治已病治未病,不治已乱治未乱",强调未病养生,防病于先。小儿推拿不仅能治疗疾病,还能防病保健。既可以用于治疗感冒、发热、腹痛、腹泻等疾病，还可以用于正常婴幼儿的保健与益智。经常给健康小儿做些保健推拿，如捏脊、摩腹、揉脚心，既可以提高小儿的抗病能力，还可使小儿变得更加聪明伶俐。

唐代著名医家孙思邈在《备急千金要方》中记载了丰富的儿童保育内容，用推拿防治小儿疾病的条目共计 15 条。其中，提到"小儿虽无病，早起常以膏摩囟上及手足心，甚避风寒"，这是应用按摩防治小儿疾病的最早文字记载。

明代龚廷贤在《小儿推拿秘旨》曾说道："盖因体骨未全，血气未定，脏腑薄弱，汤药难施。一有吐泄、惊风、痰喘、咳嗽诸证，误投药饵，害不浅。惟推拿一法。"可见，古代医家就已经认识到小儿推拿疗法较药物更具优势。

津沽小儿推拿在应用中，除了积极发挥小儿推拿的治疗作用外，同样关注小儿的疾病预防。现代研究发现，通过对新生儿皮肤各部位进行有秩序、有手法技巧的抚摩，让大量温暖良好的刺激通过皮肤感受器传到中枢神经系统，从而产生良好的生理效应，可促进新生儿身心健康发展，这与津沽小儿推拿中的皮部推按不谋而合。津沽小儿推拿在小儿疾病防治方面恰恰是在传统方法基础上，将皮部推按融入其中。如针对幼儿饭食不香，偶有腹胀、便秘或泄泻情况，可予以补脾土、摩关元、旋揉中脘、捏脊，同时推按胃经皮部，可有效改善症状。如针对夜间汗多、生长发育稍迟缓的幼儿，则以补肾水、补脾土、揉二人上马、揉肾俞，同时推按肾经皮部，以滋阴敛汗，促进发育。

总体来说，津沽小儿推拿主要具有：调整阴阳、补虚泻实、疏通经络、调和气血、防病保健的作用。小儿为纯阳之体，生机旺盛，脏气清灵，肌肤柔嫩，对外治疗法特别敏感，且作用迅速，随拨随应。因此，采用津沽小儿推拿手法多能取得较好的疗效，有效避免了药物治疗可能出现的毒副反应。

第四节 津沽小儿推拿注意事项

津沽小儿推拿操作注意事项与其他流派小儿推拿注意事项大致相同,但因独具特色的小儿腹部推拿,其注意事项又与一般小儿推拿有所不同:

1. 津沽小儿推拿主要适用于 0~6 岁的小儿。其中除摩腹法没有特定年龄限定外,腹部推拿主要用于 3 岁以上小儿。

2. 津沽小儿推拿通常先推上肢部穴位,再依次推头面、胸腹、下肢、腰背部穴位。对于小儿上肢穴位进行手法操作时,仅操作一侧上肢,左右均可;其他部位双侧均要进行操作。

3. 手法的操作次数应按小儿年龄的大小进行调整,随着年龄的增长,手法的操作次数要相应的增加才能达到刺激量,如初生小儿每穴操作时间约 0.5~1 分钟,3 岁以上小儿每穴约操作 2~3 分钟。

4. 手法操作的时间与次数应综合小儿年龄大小、病情轻重、体质强弱及手法的特性等多种因素,一般每次治疗不超过 20 分钟,每日治疗 1 次,亦可根据病情灵活掌握,如高热等急性病可每日治疗 2 次。

5. 进行小儿腹部推拿前,应嘱小儿不得进餐与过多饮水,并排空小便,以免因饱腹或膀胱中有尿液存留而引起操作时腹中不适。医者在操作时应手法柔和,力度应先轻后重,特别在进行层按腹部操作时要与小儿呼吸配合,避免小儿出现不适。

6. 进行小儿推拿应选择避风、避强光、安静的房间,室内要保持清洁卫生,温度适宜,保持空气流通。

7. 操作前医者应洗手,不能佩戴戒指、手镯等影响推拿的饰物。指甲不宜过长,应保持指甲边缘圆滑,以免损伤小儿肌肤。天气寒冷时,保证双手温暖,避免小儿受凉而加重病情。

8. 手法操作时应配合介质进行,如滑石粉、葱姜水、凉水等,其目的是润滑皮肤,防止擦破皮肤,同时作为药物介质可提高治疗效果。

9. 小儿过饥过饱,均不利于推拿疗效的发挥,最佳的小儿推拿时间是饭后1小时。在小儿哭闹时,应先安抚小儿,待小儿情绪稳定后再进行推拿操作。推拿时应注意小儿体位,以使小儿舒适为宜,这样既能消除小儿恐惧感,又可便于操作。推拿后应嘱小儿家长,注意小儿保暖避风寒,忌食生冷。

第二章

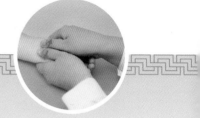

核心特定穴推拿

小儿推拿穴位包括小儿特定穴与经络腧穴学中的十四经穴、经外奇穴，但其中最具特色且最常用的当属小儿特定穴。小儿特定穴是小儿推拿学所特有的，不同于十四经穴，并且成人十四经穴都是点状，而小儿特定穴不仅有点状，还有线状和面状，甚至以一个部位为穴，如腹、手背等，因此有学者将小儿特定穴称为穴部，以区别于成人的穴位。

小儿推拿穴位数量近百，而津沽小儿推拿临床用穴并不多。津沽小儿推拿不提倡复杂、多变的大处方，而是在明代周于蕃所著《小儿推拿秘诀》中"主治歌诀"的基础上，通过古籍的追溯挖掘，并结合现代科学研究，形成了独具特色的小儿"核心特定穴"。所谓核心特定穴，即能够在某一方面起到关键作用，效专力宏的穴位，其在穴位处方配伍中能发挥相当于中药配伍中"君"药的作用，或者可起到立竿见影，"急则治其标"的作用。临床只要辨证准确，选用恰当的核心特定穴，就能达到良好的治疗效果。

"核心特定穴"以八纲、八法为总领，分为"调脏""汗法""下法""温法""清法""和法""消法""补法"的常用穴。但一些特定穴具有双重作用，如推上三关既具有"汗法"的作用也具有"温法"的作用，津沽小儿推拿根据本流派专家经验,根据特定穴的主要作用,将其归为某一法,是本流派的独特观点。我们今后仍会积极钻研,进一步将其完善,使其更具有指导意义。

小儿特定穴有其固定的操作手法,以手法配合穴位构成小儿推拿特定的操作名称,如"推上三关""运内八卦"等。一个特定穴可能有方向相反的两种操作,其作用效果也截然不同,例如同是以推法作用于特定穴"肺金",但"泻肺金"为向指尖方向推,具有清泄肺热的作用;而"补肺金"为向指根方向推,具有补益肺气的作用。

津沽小儿推拿对于特定穴的刺激,临床常用八种基本单式手法,即推、运、揉、拿、掐、捏、挤、摇。通过这几种手法的组合以及结合具体穴位进行变通,可以形成复式手法。复式手法是小儿推拿所特有的手法术式,一种复式手法具有相对固定的操作步骤及临床功效。因其与具体特定穴相关,本章将复式手法与特定穴一并介绍,不独立列一章节。

第一节 常用手法

小儿推拿手法十分重视补泻。"虚者补之实则泻"是推拿治疗的基本原则,而手法的力度、频率、作用方向以及刺激时间都是手法补泻的关键,也是影响小儿推拿临床效果的关键因素。

一般而言,"治实证,手法宜重;治虚证,手法宜轻",这是因为同一手法,力轻为补,力重为泻;"急摩为泻,缓摩为补",即同一手法,操作频率快为泻,频率慢为补;"大肠侧推虎口,何殊诃子炮姜,反之则为大黄枳实",说明同一特定穴,手法的作用方向影响补泻;"大肠有病泄泻多,脾土大肠久搓摩",其中的"久"即表明了操作时间之长,同一手法的刺激时间长为补,刺激时间短为泻。

各种补泻因素相互联系、相互作用,且力度大小、时间长短、频率快慢及方向等都是相对而言,同时各种补泻因素还需因人治宜,因此目前无具体标准化的方案,大多以医生个人临床体会为主。但首先,应掌握临床常用手法的正确操作。

一、推 法

以拇指或食、中两指的螺纹面着力,附着在患儿体表一定的穴位或部位上,做直线或曲线移动,称为推法。推法根据操作方向、轨迹的不同,可分为直推法、分推法。

【动作要领】

① 直推法:以拇指螺纹面或桡侧缘着力,或食、中两指伸直,以食、中两指螺纹面着力,沿直线推动。

② 分推法:双手拇指螺纹面或桡侧缘,作用于穴位或部位上,自穴位或部位的中间向两旁做直线或曲线推动,如"←·→"或"↙·↘"状。

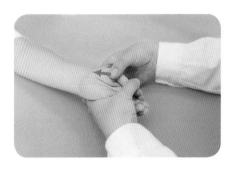

■ 图 2-1　直推法

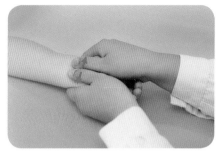

■ 图 2-2　分推法

【适用部位】

直推法常用于五经穴、上肢、脊柱,分推法常用于手腕、面部、腹部。

【注意事项】

推法在操作时,用力应适中,做到"皮动肉也动"。推时需使用介质(如滑石粉等),避免小儿皮肤破损。推法是最具方向性的手法,其操作方向与补泻作用密切相关;同时重推具有泄热作用,常常应用在清热操作中,如推下七节骨、推天柱骨、推脊等。

二、揉　　法

以手指螺纹面、手掌掌面着力,做环旋运动,并带动皮下组织一起揉动,称为揉法。揉法根据着力部位的不同,可分为指揉法和掌揉法。

【动作要领】

以手指螺纹面(指揉法)或手掌掌面(掌揉法)着力,紧紧吸定于一定的治疗部位或穴位上。作轻柔和缓的顺时针或逆时针方向的环旋运动,不摩擦皮肤,仅带动该处的皮下组织一起揉动。

【适用部位】

适用于全身各部位或穴位。

【注意事项】

揉法在操作时,着力部位不能与小儿皮肤发生摩擦,要做到吸定在皮肤

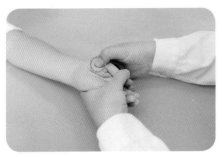

■ 图2-3　指揉法

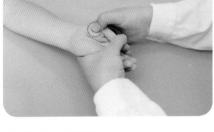

■ 图2-4　掌揉法

上,带动皮下组织一起运动,即"皮不动肉动"。

三、运　法

以手指螺纹面在小儿体表做环形或弧形移动,称为运法。运法是因小儿特定穴特性的不同而产生的有别于成人推拿的特殊手法。

【动作要领】

以拇指或食、中指的螺纹面着力,着力部位紧贴小儿体表,在小儿体表一定的穴位或部位上做由此及彼的弧形或环形推动。

【适用部位】

常用于手部。

【注意事项】

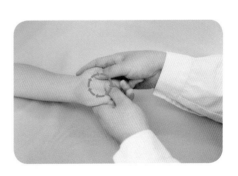

■ 图2-5　运法

运法类似于推法,但动作轨迹和施力大小有所不同。运法在操作时,用力宜轻不宜重,所谓"皮动肉不动",不能带动着力部位的皮下组织,仅需轻轻摩擦皮肤。

四、拿　　法

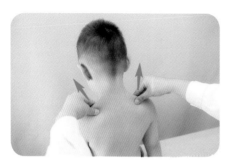

■ 图 2-6　拿法

以手指相对夹捏住某一部位或穴位处的肌肉,捏而提起,称为拿法。

【动作要领】

以拇指与食、中二指相对用力,稍用力内收,将治疗部位夹持,捏而提起,进行一紧一松地交替操作。

【适用部位】

用于颈项、腹部、四肢等部位。

【注意事项】

拿法在操作时,切忌指甲抠掐,当以指腹相对用力而拿起;需拿之有物,要拿住皮下组织而不能仅夹持皮肤。拿法用力较重,一般操作次数不宜多,且往往在治疗结束时使用。

五、掐　　法

以拇指爪甲切掐小儿的穴位,称为掐法。掐法多于治疗结束时操作,且掐后多辅以揉法。

【动作要领】

手握空拳,拇指伸直,可以拇指指腹紧贴食指中节桡侧缘以固定拇指。以拇指指甲着力,吸定在需治疗的穴位上,垂直迅速用力掐压。

【适用部位】

常用于点状穴位。

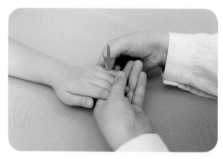

■ 图 2-7　掐法

【注意事项】

掐时应逐渐用力,急救时须重力掐按以醒其神,但应避免掐破皮肤。掐法用力重、刺激强、时间短,属于泻法,多用于急症、实证、热证,易引起小儿哭闹,因此治疗结束时使用。

六、捏　法

以双手的拇指与食、中两指或拇指与食指中节桡侧相对用力,夹持小儿的肌肤,做一紧一松逐渐移动,称为捏法。捏法特指捏脊法。

【动作要领】

用拇指和食、中指指面着力,将治疗部位皮肤夹持、提起,并向前捻搓,随即放松,一捏一放,沿直线反复施术。

【适用部位】

用于脊柱。

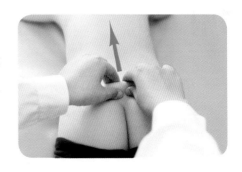

■ 图2-8　捏法

【注意事项】

捏法操作时,不要用指甲端抠掐,也不要带有拧转动作;捏脊时应当由下到上,力度由轻到重,以减少小儿抗拒,待小儿适应以后,可在捏脊的同时重点以拿法刺激肾俞、脾俞、肺俞等穴位,以调整脏腑功能。

七、挤　法

以双手拇、食指二指对称置于治疗部位四周,同时用力向穴位中央推挤,称为挤法,又称为"挤痧法"。

【动作要领】

以双手拇指和食指对置于穴位四周,四指在穴位周围正方形的四个角上,对称用力向穴位中央推挤。

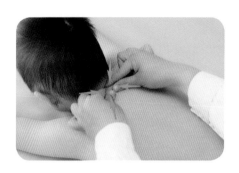

■ 图2-9　挤法

【适用部位】

常用于大椎穴、肺俞穴、板门穴。

【注意事项】

挤法操作时,不要与皮肤表面产生摩擦,而是推挤皮下组织;同时应当四指对称用力,同时发力,力度由轻到重,以皮肤发红或出痧为度。挤法操作刺激量较大,但透发作用较好,若小儿不耐重手法,可以让小儿家长嘬痧代替,即用嘴紧贴该穴嘬吸出痧,刺激较小,易于接受。

八、摇　　法

将小儿肢体关节做被动性的环形旋转运动,称为摇法。

【动作要领】

以一手托握住小儿需摇动关节的近端肢体,用另一手握住小儿需摇动关节的远端肢体,做缓和的顺时针或逆时针方向的环形旋转运动。

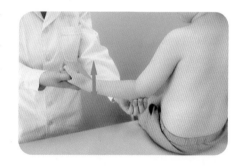

■ 图2-10　摇法

【适用部位】

适用于肩、肘、腕、踝等关节。

【注意事项】

摇法操作时,两手要协调配合,动作要宜缓不宜急,摇动的速度不可过快;宜轻不宜重,力量要由轻到重,切忌使用暴力;摇动范围由小至大,且必须是在该关节生理活动范围内。

视频2-1
常用手法

第二节 核心特定穴

一、常用于调脏的核心特定穴

古代儿科医家非常重视脏腑辨证,即通过四诊搜集的证候,按五脏所主加以分析归纳,将其归为某脏之病。该法首见于宋代钱乙的《小儿药证直诀》:"肝病,叫哭,目直……肾病,无精光,畏明,体骨重。"后世明代万全继承发展了钱乙的观点,他提出:"是病皆从五脏生,不知脏腑亦徒然。"认为"五脏平和则病不生",任何疾病都可以找到与之相关的脏腑,通过调整脏腑功能来治疗。并且总结出五脏的生理病理特点:"五脏之中肝有余,脾常不足肾常虚,心热为火同肝论,娇脏遭伤不易愈。"

津沽小儿推拿在八纲辨证理论基础上结合脏腑辨证,提出了"以脏腑辨证为依据,以生克制化为治则"的理念,认为人体以五脏为中心,通过小儿推拿调整五脏功能能够达到治病防病的目的,调脏之要在于调"五经",即脾土、肝木、心火、肺金、肾水。推拿"五经"可以调节相应的脏腑,用补法则补相应脏腑之虚,用泻法则泻相应脏腑之实,同时"虚则补其母""实则泻其子",根据五行生克,进行配伍应用。

脾土、肝木、心火、肺金、肾水即为调脏之核心特定穴,一般向心方向推为补、离心方向推为泻,但肾水的操作与之相反;而来回推是平补平泻称之为清。因小儿脏腑柔弱,成而未全,全而未壮,具有"肝有余,脾常不足,肾常虚,心常有余"的特点,故而脾土、肾水宜补不宜泻,肝木、心火宜泻不宜补,而肺金可泻可补。

(一)脾土

【位置】 拇指掌面桡侧缘。

【操作】 **补脾土**:操作者以一手拇、食二指捏小儿拇指使之屈曲,另一

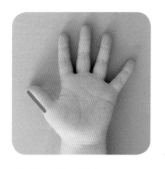
■ 图 2-11　脾土

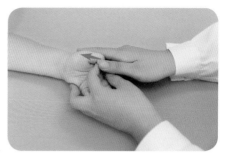
■ 图 2-12　补脾土

手拇指端循小儿拇指桡侧缘,自指尖推向指根。一般操作 1~3 分钟。

【核心功效】　健运脾胃。

【其他功效】　补益气血,利湿化痰。

【临床应用】　多于脾胃虚弱所致的食欲不振、消化不良、胃脘痞闷、恶心呕吐、腹泻痢疾、形体消瘦、气血不足等。

【津沽特色】　小儿处于生长发育时期,对精微物质需求迫切,但其脾胃薄弱,脾主运化功能尚未健全。若饮食过量,或过食肥甘厚味,或寒温失调,极易致饮食积滞、生痰生湿、郁而化热等证。因小儿脾常不足,脾土操作宜补不宜泻。若体格健壮、邪气盛实者需用泻法时,则以泻大肠代之。

补脾土的核心功效是健运脾胃。《素问·灵兰秘典论》:"脾胃者,仓廪之官",即指脾胃乃水谷之所聚也。因而脾胃功能壮盛,则能腐熟水谷,转化为精微物质,而起到补益周身气血之功效。《素问·经脉别论》:"饮入于胃,游溢精气,上输于脾。脾气散精,上归于肺,通调水道,下输膀胱。"脾胃具有运化水液的功能,脾胃功能失常则痰饮水湿自生,而脾"喜燥恶湿",水湿产生之后反来"困脾",故而健运脾胃还可达到化湿之效,且临床对于脾生湿,湿困脾的病证,往往健脾与利湿同治,正所谓"治湿不理脾,非其治也"。

临床上治疗脾系病症以补脾土为基础,再根据寒热虚实配以不同穴位,诸如脾胃虚弱,与摩腹、揉足三里等合用;食滞不消,与运内八卦、揉板门、分腹阴阳等合用;脾胃虚寒,宜与揉外劳宫、推上三关等合用;湿盛,多与推后溪、运内八卦等合用。

（二）肝木

【位置】　食指末节螺纹面。

【操作】　**泻肝木**：操作者以一手持小儿食指固定,另一手拇指端沿小儿食指末节螺纹面推向指尖方向。一般操作 1~3 分钟。

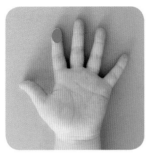

■ 图 2-13　肝木

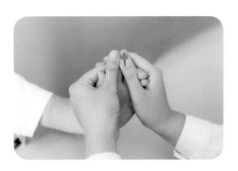

■ 图 2-14　泻肝木

【核心功效】　平肝泻火。

【其他功效】　解郁除烦,息风镇惊。

【临床应用】　多用于肝气郁滞、肝火上炎所致的发热、目赤肿痛、烦躁不安、惊风、夜啼、抽搐、癫痫等实证。

【津沽特色】　小儿生长发育迅速,生机旺盛,全赖肝木的生发条达之气,若肝生发之气太过,则阴阳易失于调和,导致肝火上炎、肝阳上亢、肝气横逆等肝实证,因而肝木宜泻而不宜补。《育婴家秘》云:"肝乃肾之子,虚则补其母也。"肾水可滋养肝木,若需补肝则以补肾水代之,且往往在泻肝木的同时兼用补肾水,"三清一补",即泻肝木与补肾水操作次数为 3:1,以免单用泻法伐其生气。此外,需注意肝无病不可妄加补泻,以免"泻则伐其生气,补则助其长也"。

泻肝木的核心功效是平肝泻火。明代医家朱震亨在《格致余论》中提出:"司疏泄者肝也。"肝病则失疏泄,往往造成肝气亢逆,疏泄太过,表现为急躁易怒、面红目赤、惊厥抽搐。泻肝木能平其亢逆,因而产生息风镇惊的功效。

　　该穴临床操作中手法要稍重,不宜操作时间太长。如开窍镇惊,手法从重从快,与掐端正、老龙、十宣合用;镇静除烦,宜配以泻心火,因肝风甚则心火从之,易致心火肝风同化,因此实热动风有余之症,一般肝心同泻。

(三) 心火

【位置】 中指末节螺纹面。

【操作】 **泻心火:** 操作者先以一手持小儿中指固定,另一手拇指端沿小儿中指末节螺纹面推向指尖方向。一般操作 1~3 分钟。

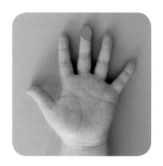
■ 图 2-15　心火

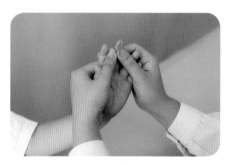
■ 图 2-16　泻心火

【核心功效】 清心泻火。

【其他功效】 安神定惊。

【特殊功效】 发汗退热。

【临床应用】 多用于心火旺盛所致的高热、神昏、面赤口疮、小便短赤、夜啼、抽搐等症。

【津沽特色】 小儿为纯阳之体,心气相对充盛有余,而心为火脏,易入里化热,引动心火,出现面赤口疮、小便短赤、高热等心火旺盛诸症;同时,心主热,热盛则生风,致神昏、惊惕、抽搐等风火相煽之证,故治疗多以泻心火为主,补之则恐生心火。然小儿若体弱、心气虚者,需补心者可以补脾土代之。

　　泻心火的核心功效是清心泻火。《素问·灵兰秘典论》曰:"心者,君主之官,神明出焉。"心藏神,主宰人体的意识、思维、情感,因而心火旺则神乱,卧不安。《育婴家秘》也提出："心为神舍易生惊。"因此泻心火可在清泄心火的基础上达到安神定惊的作用。而发汗退热之功,需与内劳宫相配伍,如《小儿推拿秘诀》记载："掐在心经与劳宫,热汗立至何愁雪。"其所退仍是心火,是以"汗而散之"以发散体内火郁,其手法力量应稍重。

临床上治疗心系病症以泻心火为基础,再根据寒热虚实配以不同穴位,心系实证热证,多与退下六腑、清天河水、推后溪等配合应用;养心安神,宜配合补脾土、揉小天心。临床还常见心肝火旺,因母病及子,肝为心之母,肝火引发心火,宜心肝同泻,另外,肝火旺也可通过泻心火治之,乃"实则泻其子"也。

（四）肺金

【位置】　无名指末节螺纹面。

【操作】

泻肺金:操作者先以一手持小儿无名指固定,另一手拇指端沿小儿无名指末节螺纹面推向指尖方向。一般操作1~3分钟。

补肺金:操作者以一手固定小儿无名指,另一手拇指端在小儿无名指末节螺纹面,推向指根方向。一般操作1~3分钟。

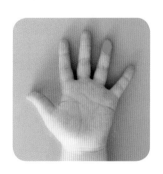

■　图2-17　肺金

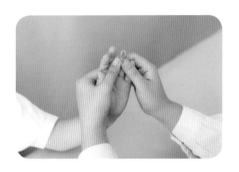

■　图2-18　泻肺金

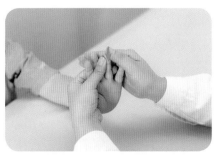

■　图2-19　补肺金

清肺金:操作者以一手固定小儿无名指,另一手拇指端在小儿无名指末节螺纹面,先由指根推向指尖,再由指尖推向指根,如此反复。一般操作 1~3 分钟。

【核心功效】　泻肺金:清热宣肺;补肺金:补益肺气。

【其他功效】　泻肺金:平咳喘,通鼻窍。

【特殊功效】　泻肺金:泄热通便。

【临床应用】　泻肺金:常用于感冒咳嗽、气喘痰鸣等肺经实热症;补肺金:多用于肺虚喘咳、自汗盗汗、汗出气短等肺经虚寒症。

【津沽特色】　肺金可泻可补。补肺金可用于肺气虚所致的咳喘、自汗等虚证,泻肺金可用于感受外邪引起的咳喘、发热等实证。肺金多补泻同用,称为清肺金,根据病症虚实以操作次数多的手法为主要治疗,操作次数比例约为 3∶1。

泻肺金的核心功效是清热宣肺。《灵枢·九针论》云:"肺者,五脏六腑之盖也。"由于肺居于高位,与外界相通,又在体合皮,为卫外之屏障,故外邪入侵首犯于肺。《育婴家秘》曰:"肺为娇脏原主气,寒热蒸侵其气逆。"外邪不论寒热伤肺,容易造成气逆,发为咳、喘。因而泻肺金透达外邪可以达到平咳喘的作用。肺开窍于鼻,受寒则鼻塞,泻肺金可以通鼻窍,常配合黄蜂入洞使用。

临床若见肺气虚,多配合补脾土,以培土生金,通过"虚则补其母"间接补益肺气。临床若见呼吸不畅,多泻肺金配合运内八卦,以宽胸顺气化痰;若见热秘,可在退下六腑、泻大肠的基础上配合泻肺金,起到"提壶揭盖"的作用。

(五)肾水

【位置】　小指末节螺纹面。

【操作】　**补肾水**:操作者先以一手持小儿小指固定,另一手拇指端沿小儿小指末节螺纹面推向指尖方向。一般操作 1~3 分钟。

【核心功效】　补肾益气,温补下元。

【其他功效】　益智聪明,纳气平喘。

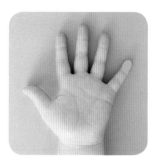

■ 图 2-20　肾水

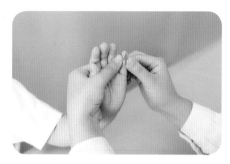

■ 图 2-21　补肾水

【临床应用】　常用于先天不足、久病体虚所致的发育迟缓、五迟五软、遗尿、久泻、喘息、水肿等。

【津沽特色】　肾为先天之本，小儿生长发育有赖于肾之精气的充养，因而肾主虚无实，其病变多以发育迟缓、五迟五软等先天禀赋不足及久病体虚之虚证多见。肾水为补肾气、益肾精之要穴，用于治疗发育障碍、虚弱性病症。本穴宜补不宜泻，若需用泻法时，则多以推后溪代之。

补肾水的核心功效是补肾益气、温补下元，《幼科铁镜》中云："小指补肾，焉差杜仲地黄。"《类证治裁》中说："肺为气之主，肾为气之根。肺主气出，肾主纳气。"若肾气虚衰，则摄纳无权，出现呼吸表浅、动则气喘等"肾不纳气"的症状，而补肾水则可纳气平喘，使呼吸之清气能下达于肾。《素问·阴阳应象大论》说："肾生骨髓。"《灵枢·海论》中说："脑为髓之海。"肾精不足则髓海失充，因而脑失所养，而补肾水可以达到益精填髓，促进脑发育的作用。

补肾水操作时间宜长，力量宜轻，以达到补益肾元的功效。临床上治疗肾系病症以补肾水为基础，根据不同证型配伍穴位，分别起到温肾阳、填肾精、降虚火、滋肾阴的作用。如配以揉外劳宫、摩腹、运丹田以温补肾阳；与揉二人上马、推后溪、清天河水合用滋补肾阴、清降虚火；与补脾土、擦命门等合用以补益肾气。

视频 2-2
调脏核心操作

二、常用于汗法的核心特定穴

汗法是通过开泄腠理、调和营卫、发汗祛邪，以解除表邪的治法，又称解表法。汗法是古代医家在观察热病的过程中，见到汗出之后，高热即退而总结出来的。《素问·生气通天论》谓："体若燔炭，汗出而散。"《素问·玉机真脏论》谓："今风寒客于人，使人毫毛毕直，皮肤闭而为热，当是之时，可汗而发也。"《素问·阴阳应象大论》也谓："其有邪者，渍形以为汗；其在皮者，汗而发之。"提示汗法具有祛除表邪及开郁泄热的作用。

周于蕃曰："凡小儿寒热互作，鼻流清涕或昏迷不醒，一切急慢惊风等症……皆取汗法也。"津沽小儿推拿的汗法多用于外感表证，高热无汗，皮肤病等症。二扇门、黄蜂入洞、膊阳池为津沽小儿推拿汗法之常用核心特定穴。

（一）二扇门

【位置】　手背中指根本节两侧凹陷处。

【操作】　**掐揉二扇门**：操作者两手食、中两指固定小儿腕部，使手掌向下，无名指托其手掌，然后用两拇指甲掐之，继而揉之，掐 3~5 次，揉 1~3 分钟。

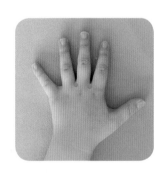

■ 图 2-22　二扇门

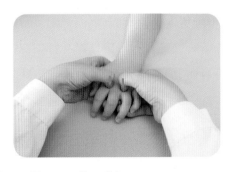

■ 图 2-23　掐二扇门

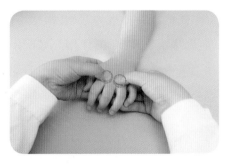

■ 图 2-24　揉二扇门

【核心功效】 发汗透表。

【其他功效】 退热平喘。

【临床应用】 多用于外感发热、高热无汗,还可用于肺热喘咳等症。

【津沽特色】 二扇门为汗法代表,操作时需稍用力,频率稍快。此穴能开腠理之门,揉掐之能开腠理发汗以逐邪,对于邪在表,需汗出而散者疗效较佳,如外感风寒所致发热、咳喘等症,多与开天门、推坎宫、揉太阳等合用;体虚外感多与揉肾顶、补脾土、补肾水等配合应用,以固表防发汗太过。二扇门能"发脏腑之汗",《素问·生气通天论》有云:"体若燔炭,汗出而散。"意为发热很重,只要汗出,发热即可退去,因此对于高热、神昏等症能退热镇惊,透汗迅速,疗效显著。需要注意的是,二扇门发汗力度较猛,小儿脏腑娇嫩,形气未充,并且根据患儿体质、季节、环境等情况,不能一味发汗,以免伤及正气,正如周于蕃歌云:"不然重掐二扇门,大汗如甫便休歇。"正是汗出透彻便止之意。

(二)黄蜂入洞

【位置】 两鼻孔下。

【操作】 **黄蜂入洞**:操作者一手轻扶小儿头部,使小儿头部相对固定,另一手食、中两指的指端着力,紧贴在小儿两鼻孔下缘处,以腕关节主动运动,带动着力部位做反复、不间断的揉动,一般操作 0.5~1 分钟。

【核心功效】 发汗解表。

【特殊功效】 通利鼻窍。

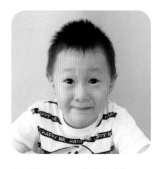
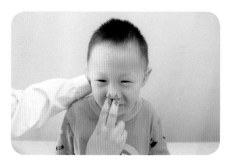

■ 图 2-25　黄蜂入洞　　■ 图 2-26　黄蜂入洞

【临床应用】 多用于外感发热、鼻塞等症。

【津沽特色】 本穴发汗力弱于二扇门，《幼科铁镜》云："黄蜂入洞，超出防风羌活。"临床多用于治疗冬季感冒后鼻塞及慢性鼻炎、呼吸不畅，在治疗鼻炎时，需谨记本穴性大热，若鼻涕黄浊，则需配合清天河水、退下六腑等寒性操作治疗。

（三）膊阳池

【位置】 腕背横纹上三寸，尺桡骨之间。

【操作】 **掐揉膊阳池：**操作者一手握小儿手，另一手拇指甲掐穴处，继而揉之。一般掐 3~5 次，揉 1~3 分钟。

【核心功效】 解肌发汗。

【其他功效】 通降二便。

【特殊功效】 止头痛。

【临床应用】 常用于外感风邪所致的头痛、身痛、无汗、咳喘等；也可用于大便秘结、小便赤涩。

【津沽特色】 本穴非手少阳三焦经之阳池，《推拿抉微》云："查针灸之所谓阳池穴，即夏英白之所谓一窝风。夏英白之所谓阳池，即针灸之所谓支沟。"《幼科推拿秘书》云："治

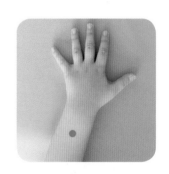

■ 图 2-27 膊阳池

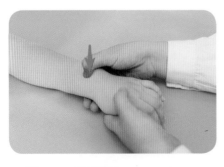

■ 图 2-28 掐膊阳池

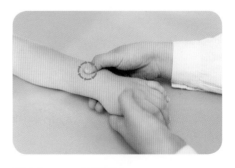

■ 图 2-29 揉膊阳池

小儿风寒感冒头疼,以取汗为主……法宜分阴阳、运八卦、推三关、揉二扇门、掐阳池、黄蜂入洞。"可见膊阳池与二扇门、黄蜂入洞配伍治疗感冒、头痛。

视频 2-3
汗法核心操作

三、常用于下法的核心特定穴

下法是指通导大、小便,以消除积滞、荡涤实热、攻逐水饮的治疗方法。下法是根据《素问·阴阳应象大论》"其下者,引而竭之;中满者,泻之于内;其实者,散而泻之"的原则而确立的。凡是胃肠实热积滞,燥屎内结,以及体内蓄水、冷积、瘀血内蓄等邪实之证,而正气未虚者,均可使用。

津沽小儿推拿将有从上向下趋势能泻实的穴位操作归为下法,主要用于实证、热证等病位在下者,有形实邪如宿食、瘀血(小儿少见)、痰浊、水饮等,无形邪气如郁热、气滞、湿浊等。大肠、后溪、七节骨为津沽小儿推拿下法常用的核心穴。

(一)大肠

【位置】　在食指桡侧缘,自食指尖至虎口呈一直线。

【操作】　**泻大肠:**操作者以一手托小儿手使掌侧置,虎口向上,另一手以拇指桡侧着力,自虎口推向指尖。一般操作 1~3 分钟。

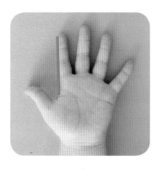

■ 图 2-30　大肠

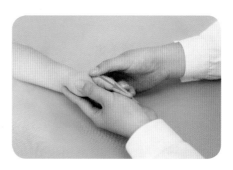

■ 图 2-31　泻大肠

【核心功效】 清利中焦。

【其他功效】 除湿热,泻肺热。

【临床应用】 常用于湿热、积滞滞留肠道所致的身热腹痛、大便秘结、痢下赤白。

【津沽特色】《保赤推拿法》云:"儿有积滞,从虎口侧推到大肠经,能使儿泻。"《幼科推拿秘书》云:"向外正推泄肝火。"可知泻大肠能清热、除湿、导滞、泻肝胆之火。多配合清天河水、退下六腑、泻肺金等治疗湿热滞留肠道之症。临床用泻大肠治疗热泻、便秘,手法宜用力,才能收到较好的效果。

(二)后溪

【位置】 轻握拳,第五掌指关节后外侧横纹尽头。

【操作】 **推后溪:**操作者一手将小儿小指固定,另一手以拇指螺纹面自该穴推向指尖方向。一般操作 1~3 分钟。

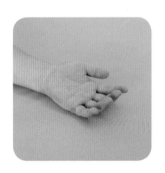
■ 图 2-32 后溪

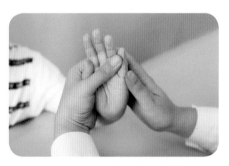
■ 图 2-33 推后溪

【核心功效】 清利下焦。

【其他功效】 泌别清浊,清心热。

【临床应用】 常用于汗证、癃闭、小便短赤、尿痛、腹泻等症。

【津沽特色】《幼科铁镜》云:"后溪推上,不减猪苓泽泻"。推后溪能够通利小便、清热利湿,操作时需稍用力,频率稍快。若心经有热,移热小肠,导致小便短赤不利,多配合清天河水、揉小天心,以加强清心热的作用。

（三）七节骨

【位置】　腰部，第 4 腰椎至尾椎呈一直线。

【操作】　**推下七节骨**：以拇指螺纹面桡侧或食、中两指螺纹面着力，自上而下直推。一般操作 1~3 分钟。

【核心功效】　泄热通便。

【临床应用】　常用于便秘、伤食等症。

【津沽特色】　推下七节骨具有泻下作用，多用于治疗实热便秘或痢疾等病症，若腹泻属虚寒者，不可用本法，以免滑脱。若为加强手法泄热力量，可蘸取凉水以作介质推之。七节骨还可从下向上推，称"推上七节骨"，其作用与"推下七节骨"截然相反，不属于"下法"，另附于后：

推上七节骨：以拇指螺纹面桡侧或食、中两指螺纹面着力，自下而上直推。一般操作 1~3 分钟。

【核心功效】　温阳止泻。

【临床应用】　多用于治疗虚寒腹泻或久痢等症，还可用于治疗气虚下陷、遗尿等病症。

【津沽特色】　推下七节骨与推上七节骨需辨证选用，而不是简单

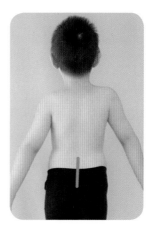

■ 图 2-34　七节骨

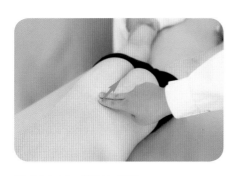

■ 图 2-35　推下七节骨

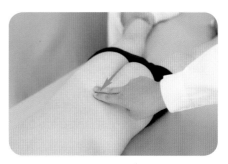

■ 图 2-36　推上七节骨

的见泻止泻、见秘通下。实热证所
致的泄泻,虽泻也应选用推下七节
骨以退热泻邪,邪出泻自止,而气虚
所致的虚秘,虽便秘也不可多用推

视频 2-4
下法核心操作

下七节骨,以防再伤及脾阳,总之,应当辨证施治,谨守病机。

四、常用于温法的核心特定穴

温法是通过给机体相应刺激以扶助人体阳气祛除寒邪或温补阳气而治疗疾病的方法。"温法"出自《素问·至真要大论》云:"寒者热之。"《类经》又云:"形不足者,阳之衰也,非气不足以达表而温之。"《医学心悟·医门八法》亦云:"温者,温其中也。脏受寒侵,必须温剂。"说明了"温法"适用于各种寒性病证,如果寒邪袭表,则温阳散寒;如果寒邪入里,则温中祛寒;如果阳虚,则温阳补虚。

津沽小儿推拿将有温阳散寒或温补阳气的穴位操作归为温法,主要用于表寒证、里寒证、虚寒证等寒性病症。《幼科铁镜》中提出:"寒热温凉,药之四性,推拿揉掐,性与药同。"其作者夏禹铸认为"用推即是用药,不明何可乱推?"津沽小儿推拿认同这种观点,尤为重视区分穴位的寒热性质。三关、一窝风、外劳宫为津沽小儿推拿温法常用的核心穴。

(一)三关

【位置】 前臂桡侧缘,自腕横纹至肘横纹成一直线。

【操作】 **推上三关**:操作者一手握持固定小儿手部,另一手食、中二指并拢,自腕横纹桡侧推向肘横纹桡侧,一般操作 1~3 分钟。

【核心功效】 温阳散寒。

【其他功效】 发汗解表,补气行气。

【临床应用】 常用于阳气不足所致的四肢厥冷、食欲不振、吐泻等里寒症,也可用于风寒感冒或疹出不透等表寒症。

【津沽特色】《小儿推拿秘诀》记载:"人间发汗如何说,只在三关用手

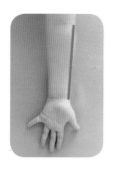

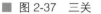

■ 图 2-37 三关

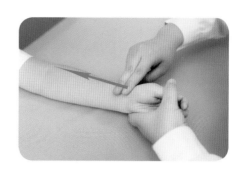

■ 图 2-38 推上三关

诀"。又有《幼科铁镜》云:"三关,属气分,推上气行阳动故为热为补……推上三关,代却麻黄肉桂"。三关能温阳散寒,发汗解表,常与泻肺金、掐二扇门等配合用以治疗外感风寒的感冒、咳嗽及疹出不透等。还能补气行气,常与补脾土等配合用于治疗气血虚弱、病后体虚等症。另外还能温补下元,常与补肾水、摩关元配合用于治疗命门火衰、下元虚冷等症。

津沽小儿推拿认为小儿为纯阳之体,生长发育旺盛,其阳气相对处于优势,加之小儿心肝有余,易患热病,耗伤阴津,因此在治疗上不宜过用此穴,避免升散温热太过。因而在临床治疗时,常常与退下六腑合用,调节寒热、阴阳,应用时一般推上三关与退下六腑的操作数量比为 3:1,补中有清。

(二) 一窝风

【位置】 手背腕横纹正中凹陷处。

【操作】 **掐揉一窝风:** 操作者用一手固定小儿手,使小儿掌面向下,另一手拇指或食指甲掐之,继而揉之。一般掐 3~5 次,揉 1~3 分钟。

【核心功效】 温中行气。

【其他功效】 发散风寒,宣通表里。

【特殊功效】 活血止痛。

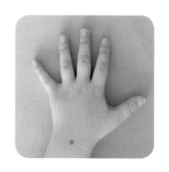

■ 图 2-39 一窝风

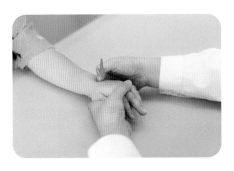

■ 图 2-40　掐一窝风

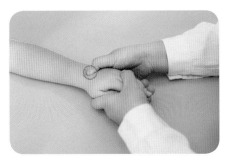

■ 图 2-41　揉一窝风

【临床应用】　常用于受寒所引起的腹痛、食积不化等症,也可用于风寒表证。

【津沽特色】《小儿推拿秘诀》云:"一窝风掐肚痛绝。"一窝风是温法之代表,其温通力较强,是治疗腹痛的要穴,常与拿肚角、摩中脘配合用以治疗受寒引起的腹痛。一窝风还可以发散风寒、止痹痛,常与推上三关、揉外劳宫等配合以治疗风寒感冒、寒痹等症。

(三) 外劳宫

【位置】　在手背,与内劳宫相对,位于三、四掌骨间凹陷中。

【操作】　**掐揉外劳宫:** 以一手

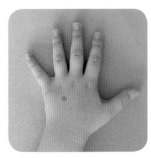

■ 图 2-42　外劳宫

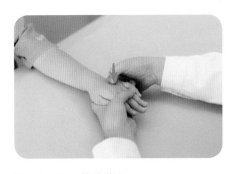

■ 图 2-43　掐外劳宫

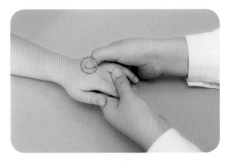

■ 图 2-44　揉外劳宫

固定小儿手,以另一手拇指甲掐之,继而揉之。一般掐 3~5 次,揉 1~3 分钟。

【核心功效】　温阳散寒,温固下元。

【特殊功效】　退热。

【临床应用】　常用于外感风寒所致的鼻塞流涕、恶寒肢冷;脏腑积寒所致的完谷不化、寒痢腹痛;还可用于治疗阳虚发热。

【津法特色】　外劳宫为补元阳之主穴,其穴性温热,能内达外散,并且该穴温通之中又有收敛之力,不至温散太过,因而外寒、内寒之症均可选用。常与推上三关合用治疗风寒头痛,腹痛,肠鸣泄泻,完谷不化,大便色青等症。

《小儿推拿秘诀》中歌云:"若是遍身热不退,外劳宫上揉多些。""寒者热之热者寒",为何已"身热"还要用"外劳宫"热上加热? 小儿为稚阴稚阳之体,脏腑柔弱,易虚易实,易寒易热,肝常有余,脾常不足,多因饮食不节,寒温失调,损伤脾胃阳气,运化无权,故出现完谷不化之腹泻,且不思饮食等症。若腹泻日久,更伤脾阳,所以虚阳外越则发热。此时,若以寒性穴位治疗,则更伤阳气,损及元阳,以致"遍身热不退",当以"甘温除热",因而选用"外劳宫"温补阳气。

视频 2-5
温法核心操作

五、常用于清法的核心特定穴

清法,即指清热泻火,清热养阴,清热解毒以治疗各种火热证的方法。广义的"清法"包括清实热和清虚热两大类。清法的理论源于《黄帝内经》,根据《素问·至真要大论》"热者寒之,温者清之"的原则制定。《素问·至真要大论》曰:"热淫于内,治以咸寒,佐以苦甘,以酸收之,以苦发之。"开创中医"清法"理论雏形,奠定中医"清法"理论基础。

清法主要用于清泄邪热,有清热凉血、清热祛暑、生津除烦的作用。治疗时宜多用介质,如凉水、滑石粉等,手法宜快速、宜重。小儿推拿清法对于热证不仅退热作用好且无碍凉之虞。津沽小儿推拿以清法达到清热泻火除烦的目的,主要治疗脏腑热盛,食积化热等症,其常用的核心特定穴为天河水、六腑、内劳宫。

（一）天河水

【位置】　在前臂正面,腕横纹中点至肘窝一直线。

【操作】　**清天河水**:操作者以一手持小儿手,使掌心向上,另一手食、中指指面自腕横纹中点向上推至肘窝。一般操作 1~3 分钟。

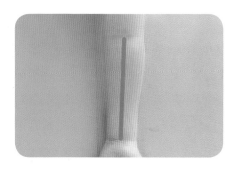
■ 图 2-45　天河水

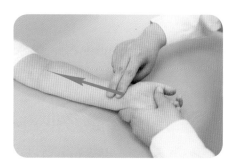
■ 图 2-46　清天河水

打马过天河:操作者以一手的中指或拇指指面揉内劳宫 30~50 次,然后用食、中二指由腕横纹起沿天河水一起一落拍打至肘窝,一般操作 10~20 次。

【核心功效】　清天河水:清热解表,清心除烦,清泄胃火;打马过天河:

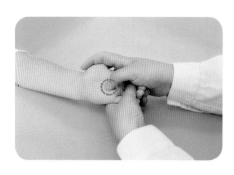
■ 图 2-47　打马过天河（一）

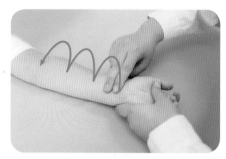
■ 图 2-48　打马过天河（二）

清热镇惊。

【特殊功效】　清天河水:透疹。

【临床应用】　清天河水:常用于外感、发热、恶风、汗出、潮热、盗汗、五心烦热等;打马过天河:常用于治疗高热、烦躁、神昏、抽搐等证。

【津沽特色】　天河水是津沽小儿推拿之"清法"核心特定穴,治疗各种热证,无论实热虚热均适宜。《小儿推拿秘诀》云:"口出臭气心经热,只要天河水清澈。上入洪池下入掌,一切热病都去得。"清天河水可用以治疗一切热证,正如《幼科铁镜》所述:"天河引水,效同芩柏连翘。"其作用较平和,清热而不伤阴,用于各种实热、虚热,又有透发作用,宜治疗外感热病,更宜治疗心经热盛,亦可治疗身热酸胀,以及脾胃积热等胃肠热盛症。打马过天河清热之力较清天河水更强,因其性大凉,故操作次数不宜过多。

(二)六腑

【位置】　在前臂尺骨下缘,自肘尖至腕横纹尺侧头一直线。

【操作】　退下六腑:令小儿侧置其掌,手心向内,操作者以一手持小儿手,食指在下伸直,托小儿前臂,再以另一手食、中二指自肘尖推至腕横纹尺侧头。一般操作 1~3 分钟。

【核心功效】　泄热、通腑、凉血。

【临床应用】　常用于治疗高热惊厥、壮热烦渴、咽痛、痄腮、便秘、疹痘不消等温病邪入营血、脏腑郁热积滞、肿毒等病证。

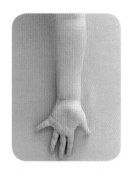

■ 图 2-49　六腑

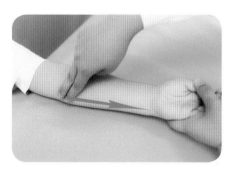

■ 图 2-50　退下六腑

【津沽特色】　退下六腑长于通腑泄热,《小儿推拿方脉活婴秘旨全书》中云:"六腑专治脏腑热,遍身潮热大便结,人事昏沉总可推,去病犹如汤泼雪。"《幼科铁镜》云:"退下六腑,替来滑石羚羊。"因而退下六腑常配泻大肠治实热便秘、湿热泄泻等实热证,尤其对高热惊厥之症,可起到退热镇惊的作用。退下六腑与推上三关两者常合用,以平衡阴阳,防止大凉大热而损伤小儿正气,若以泄热为主,退下六腑与推上三关比例为3∶1。

(三) 内劳宫

【位置】　掌心中,屈指时中指端与无名指端之间中点。

【操作】　**揉内劳宫**:操作者一手持小儿手部以固定,另一手以拇指端或中指端揉。一般操作 1~3 分钟。

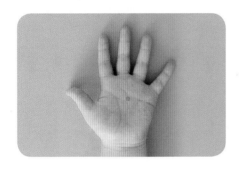
■ 图 2-51　内劳宫

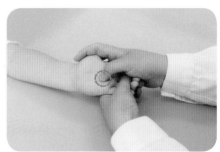
■ 图 2-52　揉内劳宫

水底捞明月:操作者一手持小儿手部以固定,用拇指或中指指腹自小指根运推,经小天心进入手掌内劳宫止,一般运 10~30 次。

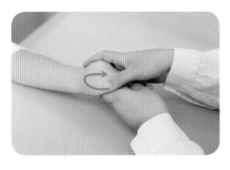
■ 图 2-53　水底捞明月 (一)

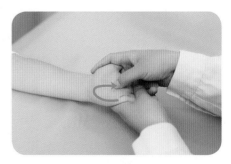
■ 图 2-54　水底捞明月 (二)

【核心功效】

揉内劳宫:清热除烦,息风凉血,镇惊。

水底捞明月:清营退热。

【临床应用】

揉内劳宫:主要对于因热而致的五心烦热、口舌生疮、烦渴、齿龈糜烂、便血、惊风、抽搐等有调治作用。

水底捞明月:多用于高热神昏、热入营血、烦躁不安等。

【津沽特色】 内劳宫穴性寒凉,一切实热证均可用,为清热、除烦的效穴。水底捞明月由于穴性寒凉,易损阳气,尤易伤伐脾胃之阳,故不宜久用。《小儿推拿秘诀》:"不问大热或大炎,可向水底捞明月。"《幼科铁镜》云:"水底捞月,便是黄连犀角。"可见本法有清心、泻火、退热之功,主治一切高热神昏,热入营血之症,亦有镇惊安神之效,主治烦躁不安。

(四)小天心

【位置】 手掌根,大小鱼际交接处。

【操作】 **揉小天心**:操作者以一手托住小儿手,固定其四指,以另一手拇指或中指端揉该穴。一般操作 1~3 分钟。

【核心功效】 清心热,安心神。

【特殊功效】 利尿,明目。

【临床应用】 常用于心经有热导致的目赤肿痛、口舌生疮、小便短赤、惊风夜啼、抽搐不安等。

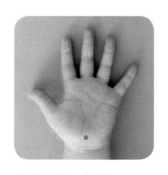

■ 图 2-55 小天心

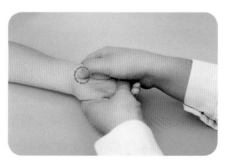

■ 图 2-56 揉小天心

【津沽特色】　揉小天心能清热、镇惊、利尿、明目,主要用于心经有热而导致的目赤肿痛、口舌生疮、烦躁不安或心经有热下移小肠的小便短赤等。同时又可镇惊安神,可用于惊风抽搐、夜啼、惊惕不安等症。揉小天心多配合掐十宣以除热镇惊,开心窍;揉小天心配合泻肝木,可镇惊除烦、息内风。

视频 2-6
清法核心操作

六、常用于和法的核心特定穴

"和法"即通过调和气血、阴阳、脏腑治疗疾病的方法。和法为调和之法,即通过调和的作用,使表里、营卫、阴阳、脏腑间的失调不和,重新归于和谐协调的一种治法。和法的概念首先出自《黄帝内经》,"谨察阴阳所在而调之,以平为期""必先五脏,疏其血气,令其调达,而致和平""凡阴阳之要,阳秘乃固,两者不和,若春无秋,若冬无夏,因而和之,是谓圣度"均是对和的解释。和法包括了调和脏腑、调和气血、平调寒热。

津沽小儿推拿的和法多采用分推阴阳以调和阴阳,治疗营卫不和所致汗证,水火失济所致夜啼、遗尿;通过捏脊以调和脏腑,治疗肝脾、胃肠、肝胃不和;通过推上三关配合退下六腑、揉内劳宫配合外劳宫以调和寒热,治疗寒热往来、口苦咽干等少阳证。推上三关、退下六腑、揉内外劳宫之前章节已经介绍过,本节不再重复。手阴阳和脊为津沽小儿推拿和法常用的核心穴。

（一）手阴阳

【位置】　仰掌,掌后腕横纹。近拇指端称阳池,近小指端称阴池。

【操作】　**分手阴阳**:操作者用两拇指自掌后横纹中间向两旁分推到阴池、阳池,又称分推大横纹。一般操作 1~3 分钟。

【核心功效】　平衡阴阳,调理寒热,调和气血。

【特殊功效】　行滞消食。

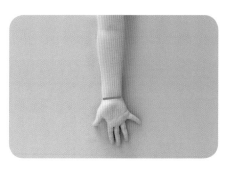

■ 图 2-57　手阴阳

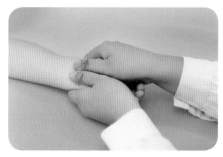

■ 图 2-58　分手阴阳

【临床应用】　常用以治疗寒热往来、烦躁不安、夜啼、遗尿、腹泻、呕吐等证。

【津沽特色】《小儿推拿秘诀》曰："再推阴阳分寒热。"分手阴阳可以平衡阴阳，调理寒热，调和气血，其应用范围广泛，实热证可重分阴池，虚寒证可重分阳池。

（二）脊

【位置】　后背正中，整个脊柱。

【操作】　**捏脊**：操作者以捏法自下而上捏之。一般捏 3~5 遍。

推脊：操作者以食、中两指掌面

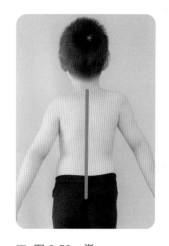

■ 图 2-59　脊

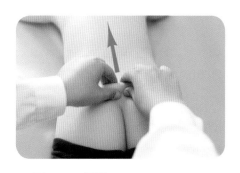

■ 图 2-60　捏脊

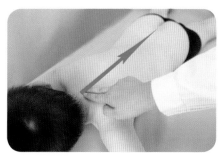

■ 图 2-61　推脊

着力,自上而下在脊柱上做直推。一般操作 1~3 分钟。

【核心功效】

捏脊:调阴阳,理气血,和脏腑,培元气。

推脊:清热。

【临床应用】

捏脊:常用于治疗疳积、厌食、腹泻、呕吐、便秘、咳喘、夜啼等症。

推脊:常用于感冒发热。

【津沽特色】 捏脊主要是刺激督脉,督脉贯脊属脑络肾,统率阳气,因此可以调理阴阳、培补元气。捏脊还可以作用于膀胱经,对五脏六腑的背俞穴有较大的刺激,因此可以调和脏腑、调理气血;通过调阴阳、理气血、和脏腑、通经络、培元气、调整五脏六腑的功能及气血的正常运行,从而达到祛病健身的作用。

视频 2-7
和法核心操作

七、常用于消法的核心特定穴

消法,通过消食导滞和消坚散结作用,对气、血、痰、食、水、虫等积聚而成的有形之结,使之渐消缓散的一种治法。清代程钟龄在《医学心悟·医门八法》中指出:"消者,去其壅也。脏腑、筋络、肌肉之间,本无此物而忽有之,必为消散,乃得其平。"对消法做了归纳和总结,指出了消法所治,主要是病在脏腑、经络、肌肉之间,邪坚病固而来势较缓,且多虚实夹杂,尤其是气血积聚而成之癥瘕痞块,不可能迅即消除,必须渐消缓散。消法常与补法或下法配合运用,临床上根据病因、病证的各不相同,分消导食积、消痞化癥、消痰祛湿。

《医宗金鉴》曰:"摩其壅聚,以散瘀滞之肿,其患可愈。"消法主要用于祛除壅滞,有消积散结的作用。津沽小儿推拿的消法主要以肚角、内八卦、四横纹、五指节为常用的核心穴。

（一）肚角

【位置】 脐之两旁,肋骨直下。

【操作】 **拿肚角**:小儿仰卧,操作者用拇、食、中指三指深拿,一般操作3~5 次。

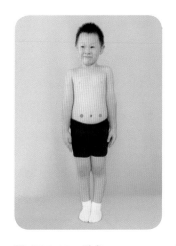

■ 图 2-62　肚角

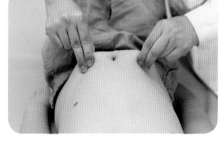

■ 图 2-63　拿肚角

【核心功效】 健脾和胃,理气消滞。

【特殊功效】 止腹痛。

【临床应用】 常用于治疗各种原因导致的腹痛,以伤食痛、寒痛更宜。

【津沽特色】 肚角穴是津沽小儿推拿之"消法"核心特定穴,出自《小儿推拿秘诀》云:"按拿肚角用功夫,能除积滞和气血。"肚角为带脉与胆经的交会穴,拿肚角是津沽小儿推拿消法代表,可引气导滞,为消积滞、止腹痛的要法。拿法刺激强度较大,一般拿 3~5 次即可,不可多拿,时间不宜长。为了防止小儿哭闹影响治疗,拿肚角一般在诸手法完成后进行。

（二）内八卦

【位置】 手掌面,以掌心(劳宫穴)为圆心,以圆心至中指根横纹内 2/3 和外 1/3 交界点为半径所作圆周,八卦穴即在此圆上。对小天心者为坎,对中指者为离,在拇指侧离至坎半圆的中心为震,在小指侧半圆中心为兑。共8 个方位:乾、坎、艮、震、巽、离、坤、兑。

【操作】

顺运内八卦:操作者以一手握小儿四指,使掌心向上,同时拇指按住离宫,另一手食、中两指夹小儿拇指,以拇指自乾向坎至兑为一圈,周而复始的旋运。一般操作 1~3 分钟。

逆运内八卦:从艮宫起以逆时针的方向旋运至震宫止为一圈,周而复始地旋运。一般操作 1~3 分钟。

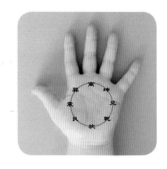

■ 图 2-64 内八卦

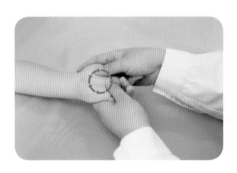

■ 图 2-65 顺运内八卦

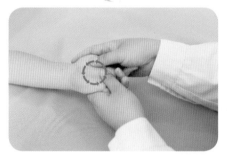

■ 图 2-66 逆运内八卦

【核心功效】

顺运内八卦:宽胸理气,止咳化痰。

逆运内八卦:行气消食。

【特殊功效】 逆运内八卦:降气平喘。

【临床应用】

顺运内八卦:常用于胸闷气喘、咳嗽、腹胀。

逆运内八卦:常用于呕吐、痰喘、乳食内伤。

【津沽特色】《小儿推拿秘诀》云:“凡运八卦开胸膈。”内八卦善理气宽胸,其顺运偏于理气化痰,逆运偏于降逆止呕。顺运内八卦常与掐四横纹、泻肺金、补肺金配伍操作,治疗咳嗽气喘、胸闷痰多;逆运内八卦与揉板门、揉腹合用,治疗呕吐、腹胀、泄泻等症。

（三）四横纹

【位置】 掌面食、中、无名、小指近侧指间关节横纹处。

【操作】

掐四横纹:掌面朝上,操作者一手固定小儿四指,另一手用拇指指甲逐个掐本穴 1~3 次。

推四横纹:操作者以一手将小儿四指并拢固定,用另一手拇指螺旋面从小儿食指推向小指,一般操作 1~3 分钟。

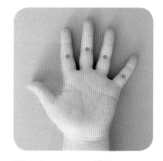

■ 图 2-67 四横纹

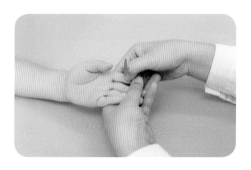

■ 图 2-68 掐四横纹

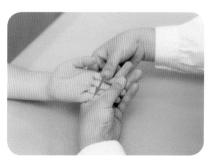

■ 图 2-69 推四横纹

【核心功效】

掐四横纹:退热除烦,散瘀结。

推四横纹:调中行气,和气血,除胀满。

【其他功效】 掐四横纹:消疳积。

【临床应用】

掐四横纹常用于治疗疳积、腹胀、消化不良等。

推四横纹常用于治疗胸闷痰喘、气血不和等。

【津沽特色】 四横纹最早出自《小儿按摩经》,云:"四横纹和上下气,吼气腹疼皆可止。"《小儿推拿秘诀》亦云:"四横纹掐和气血。"掐、推四横纹均有理中行气、化积消胀、退热除烦的作用,可以治疗胸闷痰喘、腹胀、厌食、咳喘、发热、烦躁、肠胃湿热、肚腹疼痛等。另外四横纹为治疗疳积要穴,除掐四横纹外,亦可用三棱针点刺出血治疗。

(四)五指节

【位置】　掌背五指近侧指间关节。

【操作】

掐五指节:操作者一手握住小儿手部,使其掌面向下,另一手拇指指甲依次掐五指近侧指间关节。一般掐 3~5 次。

揉五指节:操作者一手握住小儿手部,使其掌面向下,另一手拇指指甲依次揉五指近侧指间关节。一般操作 1~3 分钟。

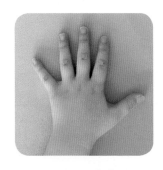

■ 图 2-70　五指节

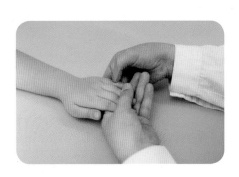

■ 图 2-71　掐五指节

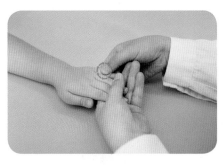

■ 图 2-72　揉五指节

【核心功效】

掐五指节:镇惊安神。

揉五指节:燥湿祛风。

【特殊功效】　聪明益智。

【临床应用】

掐五指节:主要用于惊吓不安、夜啼、睡卧不安、惊风等。

揉五指节:主要用于胸闷、痰喘、咳嗽等。

【**津沽特色**】　掐、揉五指节作用稍不同,《幼科铁镜》云:"五指节上轮揉,乃祛风之苍术。"苍术可燥湿健脾,祛风散寒,由此可知揉五指节重在健脾燥湿,还兼有祛风的作用。而掐五指节重在安神,但临床多掐后再揉,既可安神又可祛风,同时掐揉五指节还有益智功效,因此可作为日常保健手法。

视频 2-8
消法核心操作

八、常用于补法的核心特定穴

补法是主治虚证的一类治法。"虚者补之""损者益之",推拿虽不能直接补益气血,但通过刺激穴位,可调节小儿机体功能,改善脏腑虚弱状态,治疗小儿先天禀赋不足、后天失养导致的各种虚证。

明代儿科医家万全所著《育婴家秘》云:"五脏之中肝有余,脾常不足肾常虚,心热为火同肝论,娇肺遭伤不易愈。"肾为"先天之本",脾为"后天之本",肺"主一身之气",且小儿肺、脾、肾三脏常不足,故小儿虚证以补益肺、脾、肾三脏为主。肺金、脾土、肾水都是临床常用的补法要穴,因之前章节曾详细论述过,本节不再赘述。

补法亦分阴阳,补阳常用的核心特定穴为三关,亦为温法之常用核心特定穴,不再另述,而滋阴常用核心特定穴为二人上马。手背是补血常用的核心穴。

(一) 二人上马
【**位置**】　手背第四、五掌指关节后凹陷中。

【**操作**】　**揉二人上马**:以一手托住小儿手,使掌心向下,以另一手拇指或中指揉之。一般操作 1~3 分钟。

【**核心功效**】　补肾滋阴。

【**其他功效**】　利水通淋。

【**临床应用**】　常用于肾阴不足所致的虚热、潮热烦躁、哮喘、遗尿、小便

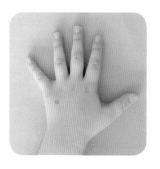 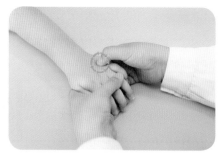

■ 图 2-73　二人上马　　　　■ 图 2-74　揉二人上马

赤涩等证。

【津沽特色】　二人上马是滋阴补肾的要穴,专用补阴虚,还可利水通淋,《小儿推拿方脉活婴秘旨全书》载:"二人上马,在小指下里侧,对兑边是穴,治小便赤涩,清补肾水。"揉二人上马,与补肾水、补脾土等补法配伍应用可滋肾阴壮肾阳,培补先天后天之本,用于先天不足、后天失养、脏腑虚弱或功能低下等证。揉二人上马、清天河水,可滋阴降火清虚热;与专攻阳虚之推上三关合用,一阴一阳,阴阳共同调济,补益气血。

(二) 手背

【位置】　手背处。

【操作】　**揉手背:** 以一手托住小儿手,使掌心向下,以另一手掌面揉之。一般操作 1~3 分钟。

【核心功效】　养血柔肝。

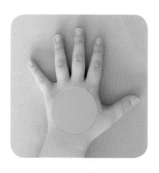 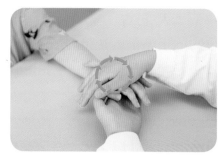

■ 图 2-75　手背　　　　　　■ 图 2-76　揉手背

【临床应用】　常用于肝血不足所致双目干涩、夜惊多梦等症。

【津沽特色】　夏禹铸在《幼科铁镜》中提出："重揉手背,同乎白芍川芎。"白芍补虚兼泻肝火,使新血能生;川芎行气补血,因而重揉手背能达养血柔肝的作用。

视频 2-9
补法核心操作

第三节 常用配穴

一、上 肢 部

(一) 十宣

【位置】 十指尖指甲内赤白肉际处。

【操作】 **掐十宣**:操作者以一手握小儿手,以另一手指甲逐指掐之。每指 3~5 次。

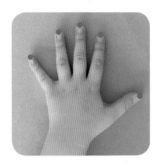
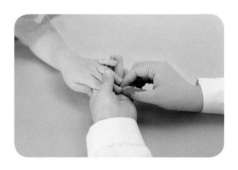

■ 图 2-77 十宣　　　　　　■ 图 2-78 掐十宣

【核心功效】 清热,醒神,开窍。

【临床应用】 常用于治疗高热、惊风、抽搐、烦躁不安等症。

(二) 板门

【位置】 手掌大鱼际处。

【操作】 **揉板门**:操作者以一手持小儿手以固定,以另一手拇指端揉小儿大鱼际处,一般操作 1~3 分钟。

【核心功效】 健脾和胃,消食化滞。

【临床应用】 常用于乳食停滞、食欲不振、嗳气、腹胀、腹泻、呕吐等。

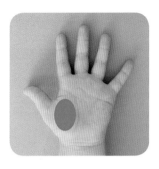

■ 图 2-79　板门

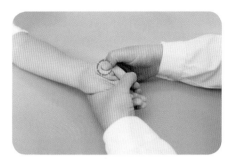

■ 图 2-80　揉板门

（三）精宁威灵

【位置】　精宁:手背第四、五掌骨歧缝间;威灵:手背二、三掌骨歧缝间。

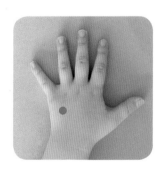

■ 图 2-81　精宁

【操作】　**掐精威:**操作者以双手食、中二指夹持小儿手腕,两手拇指端分别掐揉精宁、威灵二穴。一般掐 1 揉 3,操作 1 分钟。

【核心功效】　镇惊醒神。

【其他功效】　行气,化痰,散结。

【临床应用】　常用于治疗高热神昏、急惊风、慢惊风、头痛等症。

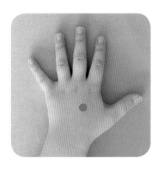

■ 图 2-82　威灵

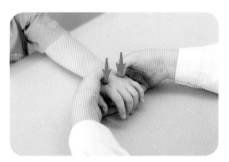

■ 图 2-83　掐精威

（四）肾顶

【位置】 小指顶端。

【操作】 **揉肾顶**:操作者一手持小儿小指以固定,另一手中指或拇指端按揉该穴。一般操作 1~3 分钟。

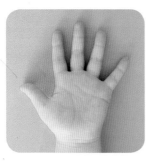

■ 图 2-84 肾顶

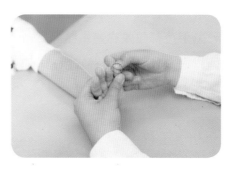

■ 图 2-85 揉肾顶

【核心功效】 止汗。

【临床应用】 常用于治疗自汗、盗汗或大汗淋漓不止等症。

（五）掌小横纹

【位置】 小指尺侧,指根与掌横纹间的横纹处。

【操作】 **揉掌小横纹**:操作者一手持小儿手以固定,另一手中指或拇指端按揉该穴。一般操作 1~3 分钟。

【核心功效】 化痰止咳,开胸散结。

【特殊功效】 疏肝解郁。

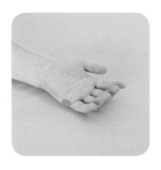

■ 图 2-86 掌小横纹

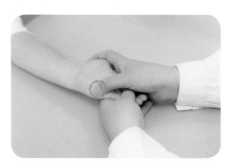

■ 图 2-87 揉掌小横纹

【临床应用】　常用于治疗咳嗽、痰喘等症。

（六）肘肘

【位置】　在肘关节尺骨鹰嘴突处。

【操作】　**摇肘肘**：操作者一手固定小儿臂肘，另一手拇、食二指叉入虎口，同时用中指按小鱼际中心，屈儿之手，上下摇之。摇 20~30 次。

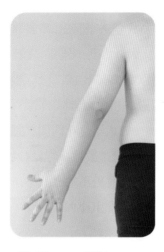

■ 图 2-88　肘肘

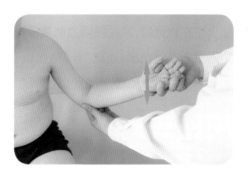

■ 图 2-89　摇肘肘

【核心功效】　通经，顺气，活血。

【特殊功效】　化痰。

【临床应用】　常用于脘腹痞满、胀痛等症。治疗痞积时与补脾土、推四横纹同用。本穴一般不单用。

视频 2-10
上肢部操作

二、头 面 部

（一）百会

【位置】　头顶中央，两耳尖直上正中处。

【操作】　**揉百会**：操作者以拇指或中指指端适当用力揉之。一般操作

1~3 分钟。

【核心功效】 安神益智,升举阳气。

【临床应用】 常用于治疗小儿阳虚所致遗尿、泄泻,也常用于保健益智。

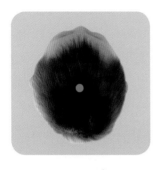

■ 图 2-90 百会

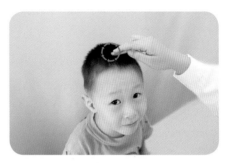

■ 图 2-91 揉百会

(二)天门

【位置】 两眉中间至前发际呈一直线。

【操作】 **开天门**:操作者以两拇指指端自下而上交替从眉心直推至前发际处。一般操作 0.5~1 分钟。

【核心功效】 疏风解表。

【其他功效】 开窍醒脑,通利鼻窍。

【临床应用】 多用于外感发热、头痛、鼻塞等症。

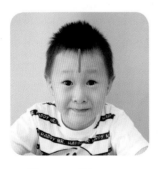

■ 图 2-92 天门

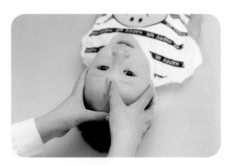

■ 图 2-93 开天门

（三）坎宫

【位置】　自眉头至眉梢呈一横线。

【操作】　**推坎宫**：操作者以两拇指指端从眉心向两侧眉梢分推。一般操作 0.5~1 分钟。

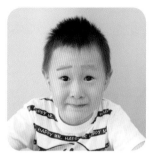

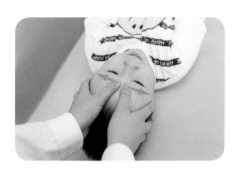

■ 图 2-94　坎宫　　　　　■ 图 2-95　推坎宫

【核心功效】　疏风解表。

【其他功效】　通鼻窍，止头痛，醒脑明目。

【临床应用】　多用于外感发热、头痛、鼻塞等症，还可用于目赤肿痛。

（四）太阳

【位置】　眉梢后凹陷处。

【操作】　**揉太阳**：操作者以两拇指或中指指腹揉动该穴。一般操作 0.5~1 分钟。

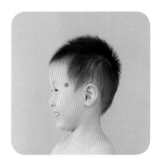

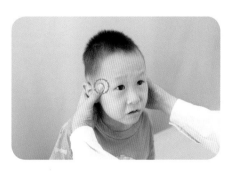

■ 图 2-96　太阳　　　　　■ 图 2-97　揉太阳

【核心功效】 疏风解表。

【其他功效】 清热,明目,止头痛。

【临床应用】 多用于外感发热、头痛、鼻塞等症。

（五）迎香

【位置】 鼻翼外缘中点,鼻唇沟中。

【操作】 **揉迎香:**操作者以食、中二指或两中指指端置于该穴揉之。一般操作 1~2 分钟。

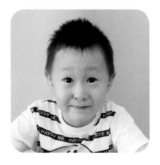
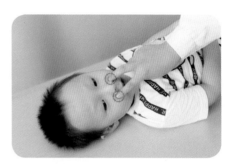

■ 图 2-98 迎香　　　　　■ 图 2-99 揉迎香

【核心功效】 宣通鼻窍。

【临床应用】 常用于各种原因引起的鼻部不适症状,如鼻塞、流涕、喷嚏等。

（六）四白

【位置】 双目平视前方,瞳孔直下约 1 寸。

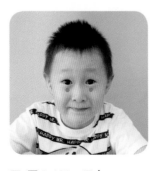
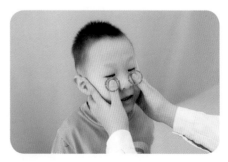

■ 图 2-100 四白　　　　　■ 图 2-101 揉四白

【操作】　**揉四白**:操作者以两拇指置于该穴揉动。一般操作 1~2 分钟。

【核心功效】　明目。

【临床应用】　常用于近视、弱视、斜视以及干眼症、畏光等。

视频 2-11
头面部操作

三、躯　干　部

（一）风池

【位置】　枕骨下,当胸锁乳突肌与斜方肌上端之间的凹陷处。

【操作】　**揉风池**:操作者一手轻扶小儿前额部,使小儿头部相对固定,另一手拇指与食、中两指相对拿而揉之。一般操作 1~3 分钟。

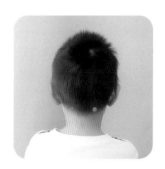
■ 图 2-102　风池

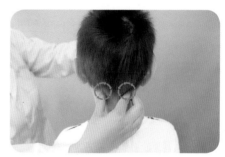
■ 图 2-103　揉风池

【核心功效】　祛散风寒,发汗解表。

【临床应用】　多用于各种感冒、鼻塞流涕等症。还可用于头目诸疾,如头昏、头痛、项强、目赤肿痛、迎风流泪、鼻塞、耳鸣等。

（二）大椎

【位置】　在后正中线上,第七颈椎棘突下凹陷中。

【操作】　**挤大椎**:操作者以双手拇指、食指对称用力,将大椎穴周围皮肤捏起,进行捏挤,至周围皮肤出现紫红瘀斑为度。

【核心功效】　清热解表。

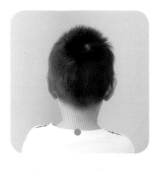

图 2-104 大椎

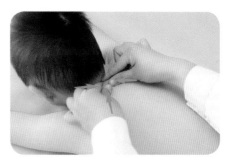

图 2-105 挤大椎

【临床应用】 常用于治疗感冒发热等病症。

（三）天柱骨

【位置】 颈部,颈后发际正中至大椎穴一线。

【操作】 **推天柱骨**:操作者一手轻扶小儿头部,使小儿头部相对固定,另一手食、中指并拢,用指腹自上向下直推。一般操作 1~3 分钟。

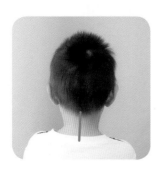

图 2-106 天柱骨

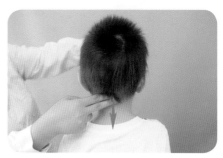

图 2-107 推天柱骨

【核心功效】 祛风清热。

【特殊功效】 降逆止呕。

【临床应用】 常用于风热感冒、肺热咳喘、咽喉不利等,还可用于呕吐、恶心等胃气上逆之症。

（四）肩井

【位置】 肩上,大椎与肩峰端连线中点的筋肉处。

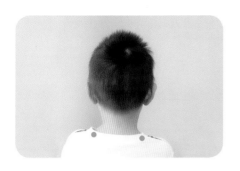

■ 图 2-108　肩井

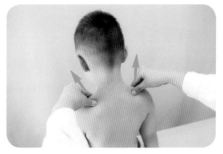

■ 图 2-109　拿肩井

【操作】　**拿肩井:**小儿取坐位,操作者以拇指与食、中二指相对着力,稍用力做一松一紧交替提拿该筋肉处 3~5 次。

【核心功效】　发汗解表。

【其他功效】　宣通气血,通窍行气。

【临床应用】　多用于外感发热,以及作为结束手法以起到宣通一身气血的作用。

（五）膻中

【位置】　胸骨正中,两乳头连线中点。

【操作】　**推揉膻中:**操作者中

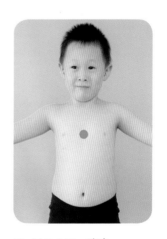

■ 图 2-110　膻中

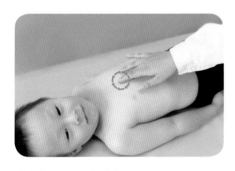

■ 图 2-111　揉膻中

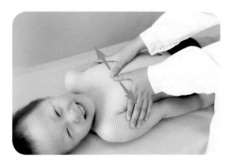

■ 图 2-112　推膻中

指或食指指腹置于穴位上按揉,再以两拇指自穴中向两旁分推至乳头。一般揉 1~2 分钟,推 100 次。

【核心功效】 宽胸理气,止咳化痰。

【临床应用】 常用于治疗胸闷、咳嗽、痰喘等症。

(六)乳旁乳根

【位置】 乳旁:乳外旁开 0.2 寸;乳根:乳下 0.2 寸。

【操作】 **揉乳根乳旁**:操作者双手食、中指端分别置于乳根、乳旁两穴上,同时按揉。一般操作 1~2 分钟。

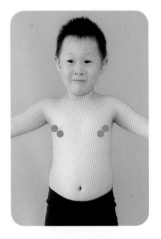
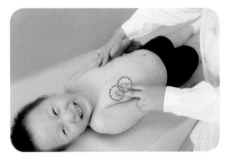

■ 图 2-113 乳旁乳根 　　■ 图 2-114 揉乳旁乳根

【核心功效】 通肺气,止咳喘,化痰湿。

【临床应用】 常用于痰多导致的咳嗽、痰鸣等症。

(七)腹阴阳

【位置】 在两胁之下软肉处。

【操作】 **分腹阴阳**:小儿取仰卧位,操作者沿小儿肋弓角边缘向两旁分推,边推边从上至下移动,直到脐平面。一般操作 1~2 分钟。

【核心功效】 健脾和胃,理气消食。

【其他功效】 顺气降逆。

【临床应用】 常用于治疗乳食停滞、胃气上逆引起的恶心、呕吐、腹胀

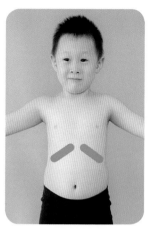

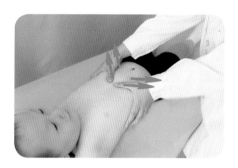

■ 图 2-115　腹阴阳　　　　■ 图 2-116　分腹阴阳

等症。

（八）丹田

【位置】　在小腹部,脐下 2~3 寸之间。

【操作】　**揉丹田**:操作者以食指、中指、无名指指端着力于该穴做旋转按揉。一般操作 1~3 分钟。

【核心功效】　培肾固本,温补下元。

【特殊功效】　分清别浊。

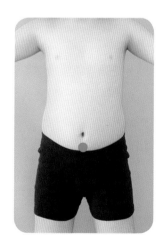

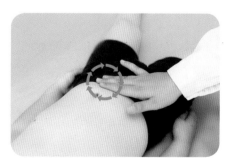

■ 图 2-117　丹田　　　　■ 图 2-118　揉丹田

【临床应用】 常用于虚寒所引起的腹痛、遗尿等症。

（九）肺俞

【位置】 在背部,第三胸椎棘突下旁开1.5寸。

【操作】 **推揉肺俞:**操作者以食、中指端或两拇指端在该穴按揉,再以两拇指端分别自肺俞在肩胛骨内缘由上向下分推。一般操作1~3分钟。

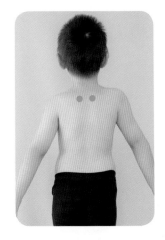

■ 图 2-119 肺俞

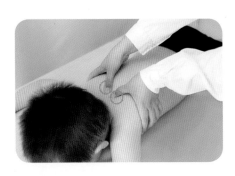

■ 图 2-120 揉肺俞

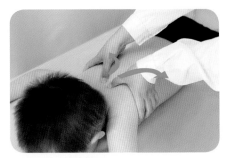

■ 图 2-121 推肺俞

【核心功效】 调肺气,止咳喘。

【临床应用】 常用于感冒、发热、咳喘、哮证、咽喉不利、汗证、遗尿等。

（十）脾俞

【位置】 背部,第11胸椎棘突下旁开1.5寸。

【操作】 **揉脾俞:**操作者以食、中指端或两拇指端在该穴按揉。一般操作1~3分钟。

【核心功效】 调脾胃,助运化。

【临床应用】 多用于脾失健运导致的腹泻、呕恶、厌食、久咳、久喘、水肿、遗尿、发育迟缓等。

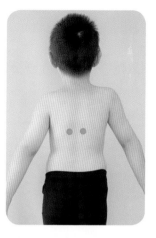

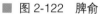

■ 图 2-122　脾俞

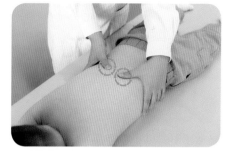

■ 图 2-123　揉脾俞

（十一）肾俞

【位置】　腰背部,第 2 腰椎棘突下旁开 1.5 寸。

【操作】　**揉肾俞:**操作者以食、中指端或两拇指端在该穴按揉。一般操作 1~3 分钟。

【核心功效】　补益肾气,滋阴壮阳。

【临床应用】　常用于肾气不足、肾精不充所致的五迟五软、遗尿、水肿、久喘、二便不利等。

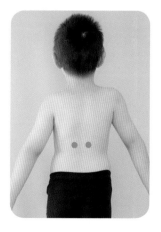

■ 图 2-124　肾俞

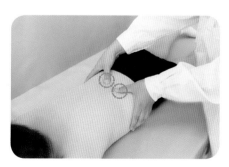

■ 图 2-125　揉肾俞

（十二）命门

【位置】　腰背部,第 2 腰椎棘突下凹陷中。

【操作】　**揉命门:** 操作者以拇指端在该穴按揉。一般操作 1~3 分钟。

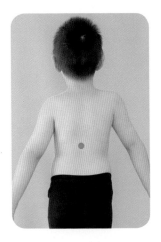

■ 图 2-126　命门

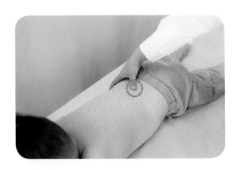

■ 图 2-127　揉命门

【核心功效】　温补肾阳。

【临床应用】　常用于肾气虚、肾阳虚所致的形寒肢冷、久咳、久喘、小便清长、体虚瘦弱等。

（十三）龟尾

【位置】　尾椎骨末端。

【操作】　**揉龟尾:** 用拇指或中指指腹揉之。一般操作 1~3 分钟。

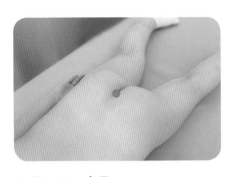

■ 图 2-128　龟尾

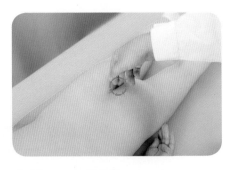

■ 图 2-129　揉龟尾

【核心功效】　止泻,通便。

【临床应用】　常用于各种腹泻、便秘等。

视频 2-12
躯干部操作

四、下　肢　部

(一)足三里

【位置】　外膝眼下 3 寸,胫骨外侧约 1 横指。

【操作】　**揉足三里**:操作者以拇指端按揉该穴,亦可两手同时按揉两侧该穴。一般操作 1~3 分钟。

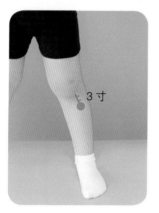

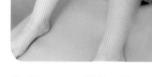

■ 图 2-130　足三里　　　　■ 图 2-131　揉足三里

【核心功效】　健运脾胃,调理气血。

【临床应用】　常用于呕吐、腹泻、腹痛、食欲不振、大便无力等脾胃及全身虚弱病症。

(二)涌泉

【位置】　屈趾,足掌心前正中凹陷处。

【操作】　**揉涌泉**:操作者以拇指端按揉该穴,亦可两手同时按揉两侧该穴。一般操作 1~3 分钟。

【核心功效】　滋阴补肾。

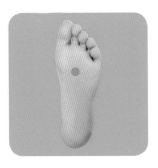
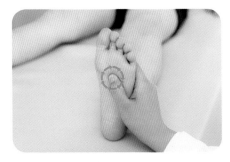

■ 图 2-132 涌泉 ■ 图 2-133 揉涌泉

【特殊功效】 引热下行。

【临床应用】 常用于阴虚导致的发热、尿频等症,也用于火热上扰所致目赤、耳鸣等。

视频 2-13
下肢部操作

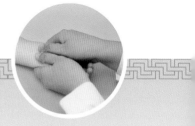

第三章

小儿腹部推拿

腹部推拿是一门古老而新兴的传统医学,早在《灵枢·百病始生》就提到:"其着于伏冲之脉者,揣之应手而动。"这是腹部推拿的雏形。腹部推拿作为中医推拿学的重要组成部分,是在中医理论的指导下,预防或治疗脏腑病证的方法。腹部推拿离不开中医传统理论,如阴阳理论、藏象理论、三焦气化理论以及经络理论等,它们共同构成了腹部推拿应用的理论基础。

在津沽小儿推拿临证中,除采用小儿特定穴推拿外,小儿腹部推拿的应用也极为普遍,两者结合相得益彰,治疗疾患事半功倍。随着年龄的增长,小儿特定穴作用逐渐衰减,同时经络系统逐渐成形,一般情况下3岁后经络生长趋于完善,小儿腹部推拿的临床作用逐渐突显。在应用过程中,脾胃居于腹中,小儿腹部推拿通过适宜手法对腹部经脉穴位的刺激,调和脏腑,畅达气机,激发经气,实现对周身气血的调节进而达到防治小儿疾病的目的。

津沽小儿腹部推拿秉承津沽脏腑推拿"三脘定三焦"的核心理论,通过特定手法作用于任脉上的穴位,起到调畅三焦、调理五脏的目的。三焦是中医藏象学说中一个特有的名词,人体的脏腑器官包含其中,是上焦、中焦和下焦的合称。上焦包括心、肺;中焦包括脾、胃、肝、胆;下焦包括肾、大肠、小肠、膀胱。任脉的上脘、中脘、下脘穴合称三脘穴,分别对应并作用于上、中、下三焦。通过腹部推拿手法施术于任脉上的三脘穴,可调节气血促进三焦气化,对五脏六腑的功能及气血津液的生成、输布、运行产生重要影响。

　　值得注意的是,腹部手法操作时,小儿不可憋气,避免出现气滞或气结的现象。如层按法应与小儿呼吸相配合,施术者手法随小儿呼吸腹部的下落上升而趁势徐徐下按上提,达到所需按压层次时按而留之,待下一个呼吸周期继续操作。小儿腹部推拿手法的整个过程需要注意,施术手法流畅、平稳,之前还应诊察小儿有无咳嗽气喘、呼吸困难、感冒等症状,特别是小儿腹部有无胀满、压痛、肿块,肝脾是否肿大等,上述情况者不宜施术,以防出现不良反应或加重病情。

　　小儿腹部推拿手法操作需要相关基础和一定的技巧,初学者一般难以掌握。本章节对小儿腹部推拿所涉及的手法、经络和穴位进行介绍,意在让读者了解津沽小儿推拿的全貌。

第一节　小儿腹部推拿常用手法

一、层 按 法

小儿仰卧位,施术者位于其左侧,用左手大鱼际附着于腹部并吸定在腹部特定部位或穴位上,右手小鱼际处着力按压在左手第一掌骨背侧,随小儿呼吸徐徐下降或者上升,做不同深浅层面、力度、速度及停留时间的按压。

【操作要点】

施术者站在小儿左侧,两手的按压要随小儿呼吸而下按上升,要徐徐下降或上抬。操作时注意左手平直,左肘略屈;右手自然微屈,右肘微屈,便于发力,以肩带力,保持力度平稳均匀。

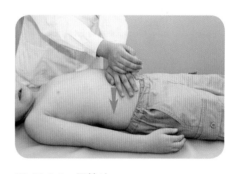

■ 图3-1　层按法

小儿腹部推拿的层按手法通过按压深度变化产生不同补泻效果,分为平补平泻法、补法、泻法。层按法按压深度决定了手法的补泻功效,施术者手掌随小儿呼气着力下按,力量由轻到重,随小儿吸气缓缓上抬,以施术者手下触及到的腹主动脉搏动强弱为参照标准。

平补平泻法是施术者手掌向下按压至间接感到腹主动脉搏动最明显处,此处称之为平补平泻层,保持此按压深度层面1~2分钟后随小儿吸气逐渐减轻按压并轻缓上提结束手法;补法是施术者手掌向下按压至平补平泻层,保持此按压深度层面,停留一定时间后随小儿吸气逐渐减轻按压力度并轻缓上提,手下感到腹主动脉搏动逐渐减弱至仅有微弱的搏动,在此按压深度层面保持1~2分钟后缓缓上抬结束手法;泻法是施术者手掌向下按压至平补平泻层后继续下按，直至仅间接感到腹主动脉微弱搏动，保持此按压深度层面1~2分钟后缓缓上抬结束手法。

【津沽特色】

小儿时期，无论是机体器官的形态、位置还是脏腑的生理功能都处在不断成熟完善的过程，五脏六腑的形态气血相对不足，尤以肺、脾、肾三脏更为突出。《育婴家秘》云："五脏之中肝有余，脾常不足肾常虚，心热为火同肝论，娇肺遭伤不易愈。""小儿血气未充，肠胃脆弱"，而肾为"先天之本"，脾为"后天之本"，肺"主一身之气"，肝、心"常有余"，此论五脏虽非病理状态，但疾患内因多由此引起，故小儿脏腑补泻之道多从五脏入手。基于津沽脏腑推拿的"三脘定三焦"理论，五脏分属三焦，而对应任脉上的上、中、下脘穴。层按法作为津沽小儿腹部推拿的核心手法，在临床应用中最为广泛，层按法主要作用于任脉位于腹部的穴位和伏冲之脉，既可调节水谷之海，改善脾胃功能，促进水谷精微的消化吸收输布，又可调节十二经脉之海，畅达气血，使之运行于五脏六腑经脉骨骸。在中医传统理论的指导原则下，层按法可采用下按上提之法行补泻之道，继而可影响改善五脏气血，即补肺脾肾之不足，又泻心肝之有余，还可调和冲脉、通达十二正经气血之逆顺。

补法可引导伏冲之脉激发脾之生成气血功能，取"虚则补之"之理，进而荣养五脏，其补益作用不温不燥，可温补脾肾，健脾益肺，使气血循环往复，补而不滞。泻法通过冲脉为十二经脉之海的整体调节作用，其更多对于气机郁滞的疾患，有通脉调气、解郁散结之效，因气郁日久而化火，故泻法又具泄脏腑之热的作用。平补平泻之法，多可调和诸经脏腑之阴阳气血平衡，补虚泻实之力较为柔和。

小儿机体柔弱，如草木之方萌，对药物反应灵敏，特别是攻伐之品，用之不当易伤阴耗阳。脏腑手法的补泻不会有伤正气之虞，亦不会温补太过，津沽小儿推拿根据疾病证型不同，施用于不同受术部位及按压深度，随证补泻，这正是腹部推拿的优势所在。在操作时，施术者如果站在右侧，左手在下右手在上重叠向下按压时，按压角度偏于斜向上，易导致胃气上逆，引发恶心呕吐等不适，反之，站在左侧操作，顺应了"胃气主降"的功能特点，故不可随意。小儿疾患中阳虚、气虚证候多用层按补法,应用于乏力、腹痛等病证;层按泻法多用于实性证候,如治疗食积厌食及脏腑之实热证等病证。

二、旋 揉 法

小儿仰卧位,施术者位于其左侧,单手(左或右)掌指关节及指间关节屈曲,虚掌握拳扣于小儿腹部特定部位并有一定按压,以腕关节婉转回旋带动发力,单手(左或右)沿掌根部、小鱼际、小指、无名指、中指、食指远端指间关节背侧、拇指桡侧、大鱼际的顺序做环转施力按压的循环揉动(右手为逆时针方向、左手为顺时针方向),手在腹部可做顺时针或逆时针移动。

【操作要点】

操作时,把握"稳、圆、连、慢"四字要领,即手掌接触腹部的用力均匀、

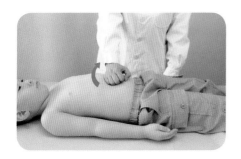

■ 图 3-2 旋揉法(一)

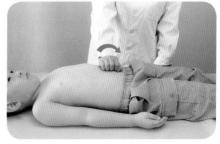

■ 图 3-3 旋揉法(二)

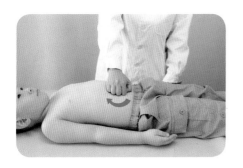

■ 图 3-4 旋揉法(三)

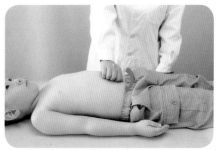

■ 图 3-5 旋揉法(四)

手势手型稳定不变;腕关节旋转姿势圆滑、手掌在腹部移动流畅;每一个动作果断连续、中间间隔不停滞;整体动作要缓慢、保持一定速度恒定,频率15~30 次 / 分钟。

手法作用在固定部位或穴位时,手掌会在腹部循环揉动,在有形脏腑及大肠蠕动方向因素下,有顺逆时针方向之分。其中,补法操作以逆时针旋转、频率缓而不速、小幅度、小力度为主;泻法操作以顺时针旋转、频率介于缓急之间、大幅度、力度稍重为主。

【津沽特色】

《医宗金鉴·幼科心法》言:"夫乳与食,小儿资以养生者也。胃主受纳,脾主运化,乳贵有时,食贵有节,可免积滞之患。"可见小儿疾患多与脾胃失调关系密切。脾胃运化功能薄弱或伤于饮食,易生积滞,或化火、或伤正气、或致虚等,日久气血生化乏源,水谷精微不能吸收,脏腑百骸失于滋养,渐生疾患。喂养不当可为诱因,初起疾患大多偏实,中期虚实夹杂,后期以虚为主。治则上应以固护脾胃为本,辨明虚实是立法之本。

旋揉法作用部位在腹部,此法作用在有形脏腑,手法的直接刺激,影响脏腑功能,改善胃肠道运转排输且能够有效的调控胃肠道的消化、吸收、传导等。如《幼幼集成·食积证治》所言:"夫饮食之积,必用消导。消者,散其积也;导者,行其气也。脾虚不运则气不流行,气不流行则停滞而为积,或作泻痢,或成痞,以致饮食减少。五脏无所资禀,血气日愈虚衰,因致危困者多矣。故必消而导之……盖浊阴不降,则清阳不升;客垢不除,则真元不复。"

在小儿疾患临证中,旋揉腹部的逆顺补泻为治疗便秘、腹泻的基本操作,顺时针泻法是沿盲肠→升结肠→横结肠→降结肠→乙状结肠的轨迹方向操作,有助于排便。相反,对于泄泻,无论虚实,辅以旋揉逆时针补法,沿乙状结肠→降结肠→横结肠→升结肠→盲肠轨迹方向操作,抑制大便排出而达到止泻目的。此手法调节肠腑运行,起到双向调节作用,助于涩肠止泻或通便。凡气虚不运类虚证或气滞不通类实证皆可用此法,常用于小儿便秘、腹泻、厌食、夜啼、尿频等病证。

三、摩　腹　法

小儿仰卧位,施术者位于其左侧,右手掌指关节、指间关节平直,贴置于小儿腹部特定部位,以食指、中指、无名指掌面接触皮肤,围绕受术部位做小幅度摩擦旋转,依施术部位需要摩擦范围逐步扩大,直至扩展整个腹部。

【操作要点】

摩腹法操作时只在腹部体表轻缓摩动,以不带动皮下组织为准,俗称"皮动肉不动",手法轻柔而流畅、灵活而不滞,速度均匀;不可向下按压,否则易形成揉法;手势含蓄内敛,接触皮肤的手指掌面会因相对摩擦力而产热,继而向体内传导,受术者可感到温暖舒适。操作时顺逆时针方向皆可,频率40~60圈/分,无严格的补泻,以感觉微热为佳。

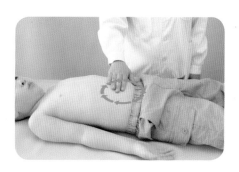

■ 图3-6　摩腹法

【津沽特色】

小儿体质"稚阴稚阳",其中"阴"指五脏六腑的形体结构、四肢百骸、筋肉骨骼、气血精液等有形之物;"阳"指脏腑器官的生理活动。《温病条辨·解儿难》指出小儿"稚阳未充""稚阴未长",故小儿患病表现为发病容易,传变迅速,易形成寒热虚实错综复杂,即"易寒易热、易虚易实"。根据小儿体质阴阳的特点,以"阳"生为主导带动"阴"的成熟。小儿之阳虽是"稚阳"但生机勃勃,既是生命的动力又是抗病的主力。

小儿生长发育依赖于脾胃后天生化与先天肾精气血,五脏阴阳濡养依赖小儿脾胃的形成与功能完善。从中医理论来说,摩腹法作用于全腹时,并不拘泥于经脉穴位,适用于各年龄阶段的小儿,针对素体不足、气机逆乱、阴阳失衡者能产生显著的治疗效果,其可使肺气能够正常地宣发肃降,肝气疏泄有度;中焦脾胃气机升降有常,气通血行;肾气充盈,温煦周身。摩腹法对腹部各经脉穴位刺激可以促进气血流动,使胃肠的功能恢复,传导有常,肠气通降。如《厘正按摩要术》云:"摩腹,用掌心团摩满腹上,治伤乳食""腹为阴中之阳,食积痰滞瘀血,按之拒按之不拒,其中虚实从此而辨……验腹以神阙。"

综上所述,摩腹于腹部,取"温者通之"之理,可调动肾中阳气,促进气血运行,助于胃肠功能恢复,常用于腹痛等脾胃疾患,亦可用于气血不足所致鼻塞、遗尿、尿频等肺肾系病证。摩腹法作为调和类手法,在腹部运用,可以刺激到任脉、脾经、胃经、肾经等多条经脉,包括各经之皮部,从经络的层面上调节各脏腑的气血。因此,无论是否针对疾病施用,都会对小儿起到一种保健的作用。

四、运　腹　法

小儿仰卧位,施术者位于其左侧,右手拇指伸直,食、中二指并拢,右手拇指与食、中指分置于腹部正中线两侧的特定部位上呈水平放置,先以拇指螺纹面着力,上臂主动用力使腕关节背伸,在受术部位所在水平面带动腹部组织做弧形推送至右腹侧;继以食、中指掌面在对侧着力,上臂回收使腕关节屈曲,在受术部位所在水平面带动腹部组织做弧形回带,反复操作。

【操作要点】

运腹法动作频率缓慢,频率每分钟 15~20 次,推送与回带旨在带动腹部

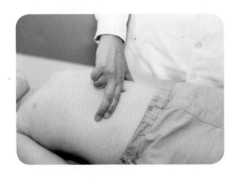

■ 图 3-7　运腹法(一)

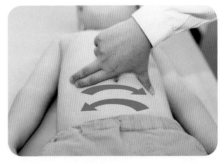

■ 图 3-8　运腹法(二)

组织及肠腑的运动,施术过程中腕关节屈伸灵活。因小儿腹部较小,成人手掌较大,拇指及食指长度即可达到腹部宽度,恰好扣放于腹部中线两侧,且操作时拇指与食、中指均不超过腹中线,用力时更加精准。在实证治疗时,手法宜重推送轻回带、频率上稍快、深度较大、大幅度、力度重为主;反之,在虚证治疗时,宜轻推送重回带、频率上稍缓、深度较浅、幅度小、力度小为主。

【津沽特色】

小儿"脾常不足"肠胃嫩弱,如饮食不节不当,均可损伤脾胃,以致受纳运化失职,升降失调。而胃为水谷之海,脾气磨而消之,胃气和调则饮食易化。对于此类实证以消积导滞为法,而虚中夹实宜补泻兼施。《幼幼集成·食积证治》云:"夫食者有形之物,伤之宜损其谷。其次莫若消之……并不察儿之形气或虚或实……其害岂胜言哉。"小儿腹部推拿的运腹法恰能对胃肠的运动消化产生影响,其主要施术部位是腹部神阙穴水平线以及建里穴水平线,主要沿神阙 - 肓俞 - 天枢 - 大横 - 带脉穴连线以及建里 - 石关 - 关门 - 腹哀穴连线的两条水平线进行操作,这两条线涵盖了任脉、肾经、脾经、胃经乃至肝胆经,其手法作用广泛。

运腹法刺激神阙穴一线时,在操作的过程中,经过了任脉与两侧的多条经脉,兼顾全面,对两侧大横穴的加重刺激,可激发脾经气血,加强脾运化受纳之功。刺激建里穴一线,在脾气主升、胃气主降形成枢纽时,可使全身的气机调畅运行,中焦健运,治疗脾胃虚弱之症,如完谷不化、大便稀溏以及呃逆、胀满等一系列气机逆乱之症。另外,运腹法可直接刺激有形脏腑之胃肠,助胃肠腐熟传化饮食、胃肠内积滞下行,使小肠泌别清浊,大肠传导有力。

运腹法施术于小儿神阙一线和建里一线,以脾胃肠为作用点,以调节气的郁滞运行不畅以及升降出入的逆乱为目的,调动气血,健运脾胃,常用于治疗厌食、便秘等小儿实证。

视频 3-1
小儿腹部推拿常用手法

第二节　小儿腹部推拿常用经脉

一、伏冲之脉

【腹部循行】

伏冲之脉起于胞中,沿脊柱内上行。

【功效】

层按法施用于伏冲之脉可起到调气通脉,补虚泻实,调理五脏的作用。

【津沽特色】

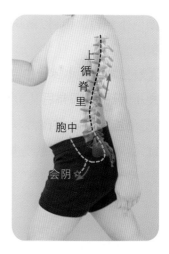

■ 图 3-9　伏冲之脉

伏冲之脉指冲脉之伏行于脊内者。《类经》言:"即冲脉之在脊者,以其最深,故曰伏冲。"冲脉为奇经八脉之一,有"十二经脉之海"和"五脏六腑之海"之称,与周身气血输布密切相关,具有沟通十二经脉气血的作用,上行至头,下行至足,纵贯全身,分布广泛。《灵枢·岁露论》云:"入脊内,注于伏冲之脉。"津沽小儿推拿施术于腹部时,冲脉行于脊内的分支伏冲之脉是主要作用部位,层按法作用于伏冲之脉的同时亦作用于任脉,任脉上诸穴位对应脏腑交关之所,影响三焦气化。小儿生机蓬勃,发育迅速,层按法施于伏冲之脉,行补泻之道,可通调周身气血,推动气血充养五脏六腑,调节十二经脉气血虚实顺逆,使脏腑之间相互协调,针对于小儿体质特点,补肺、脾、肾之不足,泻心、肝之有余,以维系小儿精神意识活动,以及脏腑经络、四肢九窍的生理功能。

二、任　脉

【腹部循行】

任脉在腹部循行自耻骨联合沿正中线向上。

【功效】

层按法、旋揉法、摩腹法、运腹法施用于任脉可起到调气和血,补虚泻实,畅达三焦的作用。

【津沽特色】

任脉为奇经八脉之一,有"阴脉之海"之称,具有调节阴经气血的作用。《灵枢·五音五味》曰:"冲脉、任脉皆起于胞中,上循背里,为经脉之海。"任脉与一身气血有着密切联系,与

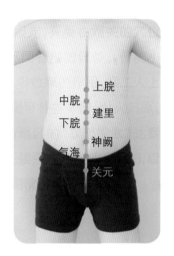

■ 图 3-10　任脉

冲脉同起于胞宫,结合小儿腹部推拿手法不仅对气血能调和顺畅,对小儿身体虚实均衡也起着重要作用。任脉的上、中、下三脘穴可分别对应并作用于上、中、下三焦,通过小儿腹部推拿手法施术于任脉穴位,可以调节三焦气化功能。《中藏经》言:"三焦,总领五脏六腑,营卫经络,内外左右上下之气也,三焦通,则内外左右上下皆通也,其于周身灌体,和内调外,荣左养右,导上宣下,莫大于此者也。"津沽小儿推拿亦强调手法对无形脏腑与有形脏腑的调节,手法作用于任脉可以畅达三焦,而任脉穴位的解剖定位通常在食管、胃、大小肠的交接处,手法可以通过对有形脏腑的调节来恢复其生理功能。基于经脉所过,主治所及原则,津沽小儿推拿手法施于任脉能够调节胃气盛衰乃至周身气血,以治疗脾胃疾患见长,如消化不良、腹泻、腹痛等,同时也可用于治疗汗证、夜啼、遗尿等心肾系疾病。

三、带 脉

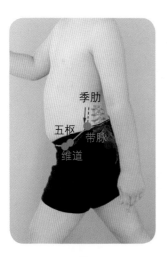

■ 图 3-11 带脉

【腹部循行】

带脉起于两侧肋下,围身一周,循行在两侧腹股沟处,如束带状,调节带脉时可以刺激到足少阳胆经上的带脉、五枢、维道穴(此三穴为带脉与足少阳胆经交会穴)。

【功效】

运腹法施用于带脉可起到疏经通络、通脉散结的作用。

【津沽特色】

带脉为奇经八脉之一,总束诸脉,是人体唯一横行的经脉。《难经》云:"带脉者,起于季肋,回身一周。"《难经注释》言:"带之为言束也,言总束诸脉,使得调柔也。"带脉具有约束纵行诸经气血流动的作用,可协调正经冲任奇经间的平衡,津沽小儿推拿手法施于带脉以达到疏经通络的功效。带脉、五枢、维道穴为带脉与足少阳胆经交会穴,分布于髂骨上棘斜行到少腹区域,其中带脉穴与五枢穴可以起到枢纽作用。带脉与胆经相通,胆经主疏泄气机,气机顺畅则不易郁结,带脉约束有职,则诸脉上下运行有序,脉道通利,散结化瘀。小儿3岁后经脉逐渐完善,常以拿带脉穴代替拿肚角,此手法可加强气血运行,从而达到调和肠胃、散结消痞的功效,多用于治疗小儿腹痛等疾患。

四、足少阴肾经

【腹部循行】

肾经属于肾脏,联络膀胱,通向脊柱,沿腹中线旁开 0.5 寸循行,向上通过肝和横膈。

【功效】

运腹法施用于足少阴肾经可起到调气养血、行气利水的作用。

【津沽特色】

足少阴肾经与人体精气输布相关,肾为先天之本,人体精气所在,肾气的生发是推动小儿生长发育的原动力。针对小儿体质"气血未充,肾气未固"的特点,津沽小儿推拿认为调节肾经经气的运行可对精气输布功能产生影响,从而治疗小儿疾患。足少阴肾经与足太阳膀胱经相表里,《灵枢·经脉》云:"肾足少阴之脉:贯脊属肾,络膀胱。"此外,足少阴肾经与冲脉之间的联系十分紧密,冲脉在体表腹部走行交会于足少阴肾经穴位,手法施于肾经可刺激到

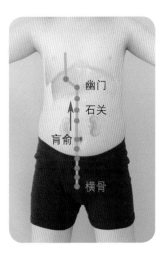

■ 图 3-12　肾经

肓俞、石关穴以加强调畅气血的作用,使肾气输布于周身,维持水液代谢平衡,常用于治疗遗尿、尿频等肾系疾病。

五、足太阴脾经

【腹部循行】

脾经属于脾脏,联络胃腑,上行进入腹部,沿腹中线旁开 4 寸循行。

【功效】

运腹法施用于足太阴脾经可起到调理气血、健运脾胃的作用。

【津沽特色】

足太阴脾经与运化功能密切相关,脾主运化,为后天之本,为小儿快速生长发育提供物质基础,对于维持小儿消化功能和气血运化起

■ 图 3-13　脾经

着重要作用。《针灸大成》言："脾者,仓廪之本,荣之居也;其华在唇四白,其充在肌,至阴之类,通于土气,孤脏以灌四旁。脾主四肢,为胃行津液。"津沽小儿推拿手法施于脾经能够帮助调动周身气血,使气血通达四肢,运转平和,无论虚实各证均可用之。《灵枢·经脉》曰："脾足太阴之脉……入腹,属脾络胃……"小儿"脾常不足",其脾胃之体成而未全,脾胃之气全而未壮,施用运腹法于脾经时刺激两侧腹哀、大横穴可激发脾经经气,让经气在脉道中加速运行,促进肠胃运动,加强脾运化的功能,从而治疗腹胀、消化不良、便秘等脾胃疾患。

六、足阳明胃经

【腹部循行】

胃经属于胃腑,联络脾脏,由上至下夹脐两侧旁开 2 寸,进入气街(腹股沟动脉部气冲穴)循行。

【功效】

运腹法施用于足阳明胃经可起到降气和胃、消食导滞的作用。

【津沽特色】

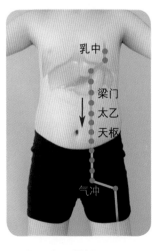

■ 图 3-14　胃经

足阳明胃经与消化功能关系密切,《灵枢·五味》云："胃者,五脏六腑之海也,水谷皆入于胃,五脏六腑皆禀气于胃。"胃为水谷食物所蓄部位,受纳和腐熟水谷食物,维持体内运化正常,"五味入口藏于胃,以养五脏气。"小儿脾胃素虚,易受家长喂养不当影响,乳食失节而致消化系统疾病,《灵枢·经脉》言："胃足阳明之脉……其支者,起于胃口,下循腹里,下至气街中而合。"胃以降为顺,津沽小儿推拿手法作用于胃经,激发胃经经气,可达到顺气降胃、消食导滞的功效,常用于治疗呕吐、厌食、便秘等小儿消化疾病。

七、足厥阴肝经

【腹部循行】

肝经属于肝脏,联络胆腑,沿大腿内侧中线到达小腹,经胃部两旁,向上通过横膈,分布于胁肋部。

【功效】

循经推按法施用于足厥阴肝经可起到行气和血、疏肝解郁的作用。

【津沽特色】

足厥阴肝经与疏泄功能密切相关,肝主疏泄,性喜条达,司气机升降,肝藏血,助血液运行。小儿长时间所欲不遂,容易导致肝气郁滞,此外,小儿脏腑娇嫩,易感外邪,外邪易从火

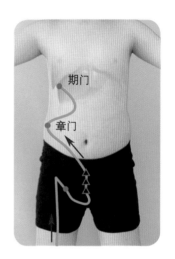

■ 图3-15　肝经

化,由于小儿"肝常有余",火热易伤肝引动肝风,在临证中常见小儿肝风病证。《灵枢·经脉》言:"肝足厥阴之脉……循股阴,入毛中,过阴器,抵小腹,夹胃、属肝、络胆,上贯膈,布胁肋。"津沽小儿推拿施循推手法于足厥阴肝经,同时可刺激到期门、章门等穴,使肝气疏通畅达,以疏肝解郁,行气和血,常用于治疗肝气不舒,肝胃不和所导致的病证,如肝气犯胃所致腹痛、厌食等,可以达到通而不滞,散而不郁的目的。

八、足少阳胆经

【腹部循行】

胆经属于胆腑,联络肝脏,向下穿过横膈,沿少腹两侧经带脉、五枢、维道穴。

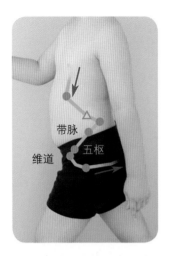

带脉

维道　五枢

■ 图3-16　胆经

【功效】

循经推按法施用于足少阳胆经可起到理气和血、利胆镇惊的作用。

【津沽特色】

足少阳胆经为阳气初生的经络，《素问·阴阳离合论》指出"少阳为枢"，足少阳胆经为六经之枢纽，与带脉相通，主调理气机。《素问·灵兰秘典论》言："胆者，中正之官，决断出焉。"小儿心怯神弱，易受外界环境变化影响，乍见异物或骤闻异声时，常见惊恐之象。《灵枢·经脉》云："胆足少阳之脉……贯膈，络肝，属胆，循胁里，出气街……其直者，从缺盆下腋，循胸过季胁。"津沽小儿推拿认为循着胆经走向施以循推手法调节胆经的同时可以刺激侧腹部带脉、五枢、维道穴，进一步促进气的正常运行，"凡十一脏，取决于胆也。"通过施术于胆经可以协调脏腑间功能，达到调和气血、利胆镇惊的功效，常用于治疗腹痛、惊恐夜啼等证。

第三节　小儿腹部推拿常用穴位

　　小儿尚未发育完全,腹部腧穴定位时需结合同身寸法,同身寸是指以小儿体表的某些部位折定分寸,作为量取穴位的长度单位。从广义上讲,同身寸包括骨度分寸法和指寸法两种。

　　古时以骨节作标志定出度数,测量人体各部长短、大小,称为骨度。骨度分寸法是指以体表骨节为主要标志测量全身各部位的长度和宽度,并依其分寸按比例折算出腧穴定位标准。《备急千金要方》言:"凡孔穴在身,皆是脏腑荣卫,血脉流通,表里往来,各有所主,临时救难,必在审详。人有老少,体有长短,肤有肥瘦,皆需精思商量,准而折之,无得一概,致有差失。其尺寸之法,依古者八寸为尺。仍取病者男左女右手中指上第一节为一寸,亦有长短不定者,即取手大拇指第一节横度为一寸,以意消息,巧拙在人。"指寸法是依据小儿的手指所规定的分寸以量取腧穴的方法。

　　具体为小儿取穴时,应当在骨度分寸法的基础上,参照小儿自身的手指进行比量,以确定腧穴的标准部位。小儿两乳头之间视为8寸,胸剑联合至脐中视为8寸,脐中至耻骨联合上缘视为5寸,其他腧穴定位亦遵循此原则。

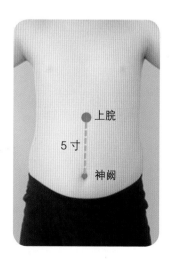

一、上　　脘

【位置】

位于上腹部,前正中线上,脐上5寸。

【功效】

层按法施用于上脘穴可起到健脾和胃,降

■　图3-17　上脘

逆平冲,开胸顺气的作用。

【津沽特色】

上脘穴属任脉,为任脉、足阳明胃经、手太阳小肠经的交会穴。《医碥》云:"上脘主受纳。"《针灸甲乙经》曰:"邪在胃脘,在上脘则抑而下之。"此外《针灸大成》也明确指出了上脘主治"翻胃呕吐食不下",《临证指南医案》云:"哕逆举发,汤食皆吐,病在胃之上脘。"上脘可健脾和胃,帮助受纳水谷,治疗脾胃诸疾。同时基于"三脘定三焦"原则,津沽小儿推拿认为上脘穴与小儿上焦相应,所以具有调理上焦气机的作用。

小儿大多不喜服药,也惧怕针灸,津沽小儿推拿不同于针灸取穴仅限于一个点,手法作用范围则是穴位所在投影区域内的有形脏腑,上脘穴的解剖定位在胃上口处,通过层按法施于上脘可以有效改善脏腑功能,健脾和胃,降逆平冲,多用于治疗小儿食积呕吐等症。《难经·三十一难》曰:"上焦者,在胃上口,主纳而不出。"上脘穴位于胃上口处,亦为上焦之关,手法作用于上脘可以帮助调畅上焦气机,使肺气畅达,达到开胸顺气的功效,从而治疗肺系疾患。

二、中　　脘

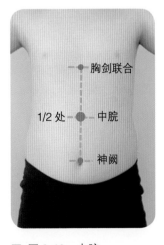

■ 图3-18　中脘

【位置】

位于上腹部,前正中线上,脐上4寸。

【功效】

层按法、旋揉法施用于中脘穴可起到消积化滞,补中益气,理气宽中的作用。

【津沽特色】

中脘穴属任脉,为任脉、手太阳小肠经、手少阳三焦经、足阳明胃经之会,胃之募穴,八会穴之腑会。《难经》曰:"腑会中脘,疏曰:腑病治此。"其深层即为胃之中部,故该穴位是治疗胃病的主穴。胃为受纳、腐熟水谷的器官,《灵枢·海论》云:"胃者,水谷之海。"中脘穴可以通过直接作用于"水谷之海"来调节胃的腐熟吸收能力,促进胃肠蠕动,津沽小儿腹部推拿常用此穴治疗饮食积滞等证。

脾胃为"后天之本",中焦脾胃是营卫气血生化的源泉,小儿脾胃功能常不能满足小儿快速生长发育的需求,中焦气不足则气血生化为之滞塞,精微不运则无血以生。津沽小儿推拿通过层按补法作用于中脘穴起到补益中气的作用,用于治疗脾胃虚弱之证,如气虚便秘、厌食等。正如《脾胃论》云:"胃虚而致太阴无所禀者,于足阳明募穴中引导之。"同时基于"三脘定三焦"原则,中脘穴通于中焦,《彭子益医书合集》言:"中气如轴,四维如轮,轴运轮行,轮运轴灵",小儿腹部推拿手法力纯和而深透,旋揉法作用于中脘穴可帮助调畅中焦气机,用于治疗气机不畅所致病证。

三、建　里

【位置】

位于上腹部,前正中线上,脐上 3 寸。

【功效】

层按法、摩腹法施用于建里穴可起到健脾和胃,理气宽中,行气利水的作用。

【津沽特色】

建里穴属任脉,为脾之居,是调理中焦脾土的要穴。《针灸甲乙经》记载:"心痛上抢心,不欲食,支痛引膈,建里主之。"《铜人针灸经》曰:"建里,治心下痛不欲食。"建里穴主治脾胃疾患,如胃痛、厌食等症。津沽小儿推拿认为建里对脾具有直接的作用,可以健脾和胃,通过调理脾气使胃气安定,从而治疗中焦不畅所致病证。

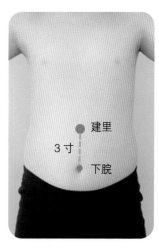

■ 图 3-19　建里

脾为后天之本，主运化，小儿"脾常不足"，脾气不足则运化无权。《理瀹骈文》言："后天之本在脾，调中者摩腹。"津沽小儿推拿施手法于建里穴，可以理气宽中，培补健运后天之气，加速胃气的运行，达到增强消化功能的目的。常用于治疗与脾胃积滞、气机失调相关的病证，如胃痛、腹胀等。此外，气机失常则津液不能正常输布代谢，通过施术于建里穴还可帮助梳理气机通降，治疗泛吐清水，呃逆连连之症，且具有通而不泻的特点。

四、下　　脘

【位置】

位于上腹部，前正中线上，脐上 2 寸。

【功效】

层按法施用于下脘穴可起到健脾和胃，温阳利水的作用。

【津沽特色】

下脘穴属任脉，为任脉与足太阴脾经的交会穴。《针灸甲乙经》云："食饮不化，入腹还出，下脘主之。"下脘穴的解剖位置在胃的底部，胃与小肠连接的转弯处，正如《针灸聚英》所言："穴当胃下口，小肠上口，水谷于是入焉。"下脘穴具有健脾和胃之功，同时基于"三脘定三焦"原则，此穴亦可助下焦气化，温下元以利水湿，"下焦不行，下脘不通"，故津沽小儿推拿常用此穴治疗消化不良、二便失司等病证。

下脘穴位于食物从胃进入小肠的关口处，津沽小儿推拿手法作用于下脘穴可以促进胃的排空，进而有效缓解食积胃脘所致的腹胀、腹痛。《灵枢·四时气》云："饮食不下，膈塞不通，邪在胃脘，在上脘则刺抑而下之，在下脘则散而去之。"下脘消食导滞之功亦是"下主出"

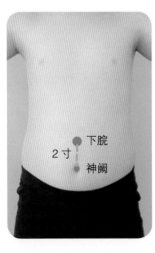

■ 图 3-20　下脘

的体现。此外,下脘穴内应胃下口幽门部,为二便分消下行的初始处,津沽小儿推拿认为下脘与下焦肾脏相应,"肾者,胃之关也,关门不利,故聚水而从其类也。"肾主水,司二便开合。水液代谢失司,或从大肠或从小肠而出,则表现为腹泻或多尿。《圣济总录》言:"下焦如渎,其气起于胃下脘,别回肠,注于膀胱。主出而不内以传导也,其气虚寒,则津液不固,大小便利不止,少腹痛,不欲闻人语,治宜温之。"层按补法施于下脘可温补肾阳,助下焦气化而疏利水湿,从而有效治疗下元虚损、肾关不利所致的腹泻、遗尿等症。

五、关　元

【位置】

位于下腹部,前正中线上,脐下 3 寸。

【功效】

层按法、摩腹法施用于关元穴可起到补肾纳气,温阳散寒,化气利水的作用。

【津沽特色】

关元穴属任脉,为小肠之募穴,是任脉与足三阴经之会,道家称其为"下丹田"。《灵枢·寒热病》云:"身有所伤,血出多及中风寒,若有所堕坠,四肢懈惰不收,名曰体惰。取其小腹脐下三结交。三结交者,阳明太阴也,脐下三寸关元也。"《针灸甲乙经》言:"奔豚寒气入小腹……腹中窘急欲凑,后泄不止,关元主之。"可见关元是回阳固脱的要穴,津沽小儿推拿亦用此穴治疗下焦诸证,如下元虚损、水液代谢失司等。

小儿五脏之中"脾常不足肾常虚",《素问》云:"阳虚则外寒",关元穴性温补,调补此穴可振奋肾阳,达到温阳散寒,补气养血的功效。肾

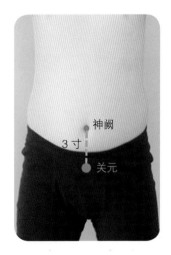

神阙

3寸

关元

■ 图 3-21　关元

阳为一身之元阳,津沽小儿推拿认为施层按补法于关元穴或以温热之手摩于此处,可有助于补益一身先天元阳之本,从而治疗阳虚内寒所致病证,如虚寒腹痛等。此外,关元穴为小肠之募穴,小肠泌别清浊,将水液归于膀胱。膀胱气分错乱,常出现小便不利等症,施手法于关元可调理膀胱气机,增强其气化之功,用于治疗遗尿等肾系疾病。

第四章

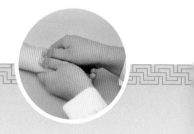

皮 部 推 按

　　皮部推按是津沽小儿推拿另一大特色。人体体表皮肤按中医十二经脉及其所属络脉的循行分布划分成十二个区域，称为十二皮部。《素问·皮部论》曰："皮者，脉之部也。邪客于皮则腠理开，开则邪入客于络脉，络脉满则注于经脉，经脉满则入舍于腑脏也"，即言明外邪由外传内的次序——皮、络、经、脏腑，指出了皮部作为人体的最外层，有保护机体、抵御外邪的作用。同时皮部又是十二经脉之气散布的部位，与机体内脏腑相关联，因此脏腑经络的病变能够反映到皮部，同时刺激皮部治疗脏腑、经络疾患。

　　十二经脉以线状分布，而十二皮部是围绕经脉周围以片状或条状分布的，适于推拿手法治疗。《古今医统大全》云："按摩者，开关利气之道，自外而达内者也。"故推拿手法其实就是作用于皮部。津沽小儿推拿通过脏腑经络辨证，针对性选择某经的皮部进行刺激，精准治疗，能够更好地起到调理脏腑、防病治病的作用。

　　皮部推按即循着经络皮部走向施以推法，并针对穴位进行按揉。其理论朴素至简，但对于小儿疾患有很好的疗效，应用于保健也有良好的防病作用。

第一节　皮部推按操作

【基本操作】

1. 推经

视所推皮部的宽窄而定,以拇指的螺纹面或整个拇指掌面或拇指掌面联合大鱼际及食指掌面着力,吸附在小儿体表特定皮部皮肤区域上,沿经脉走行,或顺经或逆经,做单方向线性推动。

2. 按穴

每遇穴位则停止循推,在穴位处以拇指进行按揉。

【操作要点】

1. 上肢部皮部操作

小儿取仰卧位或坐位,操作者以一手持小儿手,使掌心向上或向下,托小儿手臂,以另一手拇指螺纹面或拇指掌面着力在体表皮部推动。

用拇指着力在上肢体表做皮部推按时,拇指伸直,余四指略外展,腕关节伸直,以肘部屈伸带动拇指推动,用力均匀。

在具体穴位施以按揉时,若穴位位于指端,如少商、少冲、商阳等,以拇指侧缘按揉。

2. 下肢部皮部操作

小儿取仰卧位,操作者以拇指掌面或拇指掌面桡侧缘联合大鱼际同时

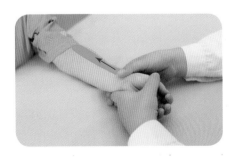

■ 图 4-1　上肢部皮部操作

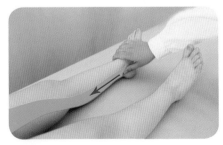

■ 图 4-2　下肢部皮部操作

着力在体表皮部推动。

推按足三阴经（足厥阴肝经、足少阴肾经、足太阴脾经），一般用拇指掌面着力；而足三阳经（足少阳胆经、足阳明胃经、足太阳膀胱经）的皮部推按多以拇指掌面联合大鱼际同时着力，但仍需以肘部屈伸带动手掌推动，拇指需伸直，余四指略外展，腕关节屈曲，以肘部屈伸带动手掌推动，用力均匀。

3. 躯干部皮部操作

小儿取仰卧位或俯卧位，操作者以双手拇指掌面桡侧缘联合大鱼际同时着力于腹部或背部两侧皮部对称区域推动。

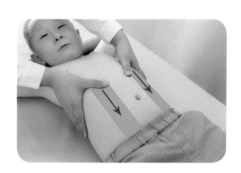

■ 图4-3 躯干部皮部操作

足三阴、三阳经皮部分布于躯干部，其以人体正中线为界，对称分布，但操作时一般两侧同时推按，不同于四肢部的皮部推按操作。

【津沽特色】

津沽小儿推拿的皮部推按，主要作用在十二经脉皮部，以达调整脏腑功能的功效。推按足阳明胃经多用于治疗小儿呕吐以降逆止呕，而推按足少阴肾经则多用于治疗遗尿、尿频等肾系疾病，小儿肝气犯胃时可推按足厥阴肝经以理气和胃。皮部推按在操作过程中，刺激到经络及穴位，有助于调和经脉气血，促进气血充养脏腑，从而改善脏腑、经络功能，能够辅助配合特定穴推拿起到更好的治疗效果。

针对具体疾患，可以推按整条经络的完整皮部，也可以选择某经皮部的某一段进行推按，如小儿消化不良可推按足阳明胃经的完整皮部，而小儿慢性鼻炎则是单独推按足阳明胃经面部段即可。

若不针对具体疾患，仅作为小儿保健，可十二皮部均轻推刺激，类似于抚触疗法。首先，双手同时以手掌推上肢部手三阴、三阳经皮部；随后，同时推下肢足三阴、三阳皮部；最后，针对胸腹部、后背部的皮部进行刺激，可以达到促生长、助睡眠、增强免疫力的作用。

视频 4-1
皮部推按操作

第二节 十二皮部及其应用

《素问·皮部论》云："欲知皮部，以经脉为纪者，诸经皆然。"首次提出了皮部的分布。杨上善注解："欲知皮之部别，十二经为纲纪也。"王冰注解："循经脉行止所主，则皮部可知。"这些都说明了皮部的分布与经脉循行有着密切的关系。

《灵枢·脉度》曰："经脉为里，支而横者为络，络之别者为孙。"将人体经络的网状分布展现出来，即经脉 - 络脉 - 孙络。而《素问·皮部论》提出："凡十二经络脉者，皮之部也。"指出了十二经脉分属于皮肤各个部分，皮部是经络之气散布所在。并且《素问·皮部论》又提出："是故百病之始生也，必先于皮毛，邪中则腠理开，开则入克于络脉，留而不去，传入于经，留而不去，传入于府，禀于肠胃。"明确指出了皮部 - 络脉 - 经脉 - 脏腑的由外达内的途径，也点明了皮部与络脉具有类似于皮肤与毛细血管的关系。

正是由于这种关系，外邪可以由外达内、由表及里；也正是这种关系，使得"望而知之，谓之神"，如《灵枢·本脏》所说："视其外应，已知其内脏，则知所病矣。"内脏疾病在相应的皮部会出现疾病的表现，这是皮部理论目前在成人疾患中的应用。而在小儿疾患中，皮部不仅起到司外揣内的作用，更主要的是针对皮部进行干预治疗可以调整脏腑经络功能。

中医之精髓在于辨证论治，辨证论治是指导中医临床诊治疾病的基本法则，八纲辨证是小儿推拿治疗的总纲，而经络辨证是皮部推按的基础。经络辨证，即将患儿的临床表现进行分析综合，以判断该病属何经的一种辨证方法。一般通过经脉所主病症以及经脉循行所过之处的病症将疾病划分归属，现将属于十二皮部的临床表现简单总结如下：

十二皮部	经脉所过	经脉所主
手太阴肺经	肩背及上臂桡侧疾患	咳嗽、气喘、咽喉肿痛、胸痛
手阳明大肠经	手臂疾患	齿痛、鼻衄、耳聋、腹胀、腹痛、泄泻、肠鸣
足阳明胃经	下肢外侧、胸腹、面部疾患	厌食、呕吐、腹胀、便秘、泄泻
足太阴脾经	下肢、胸腹疾患	胃痛、呕吐、腹痛、泄泻、便秘
手少阴心经	肩臂、胁肋疾患	心悸、惊吓、烦躁、癫狂
手太阳小肠经	项背疾患	尿频、遗尿、癃闭
足太阳膀胱经	项、背、腰、下肢疾患	脏腑及相关组织器官病症
足少阴肾经	下肢内侧疾患	咽痛、耳鸣、遗尿、发育迟缓
手厥阴心包经	上臂内侧及掌中疾患	心悸、心烦、高热、癫狂
三焦经	胸胁及上臂外侧疾患	腹胀、水肿、遗尿、小便不利
足少阳胆经	下肢及侧头部疾患	黄疸、口苦、胁痛、发热
足厥阴肝经	下肢及胁肋部疾患	黄疸、头痛、厌食、腹痛、惊风

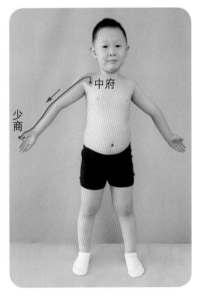

■ 图 4-4 手太阴肺经皮部

一、手太阴肺经皮部

【循行分布】

对称分布于胸前、上肢内侧上缘、拇指及食指掌面,即手太阴肺经及其络脉循经周围皮肤。

本经首穴是中府,末穴是少商,左右各 11 穴,不在此详述。

【津沽特色】

手太阴肺经,主治有关"肺"方面所发生的病症。肺主气,司呼吸。津沽小儿推拿手法施于手太阴肺经皮部以达到调整呼吸系统的功效。

二、手阳明大肠经皮部

【循行分布】

对称分布于拇指及食指背面上肢外侧上缘、肩、颈部,即手阳明大肠经及其络脉循行周围皮肤。

本经首穴是商阳,末穴是迎香,左右各 20 穴,不在此详述。

【津沽特色】

手阳明大肠经,主治有关"大肠"方面所发生的病症。大肠有传导食物糟粕的作用。津沽小儿推拿手法施于手阳明大肠经皮部主要用以治疗胃肠传导功能失常疾患。

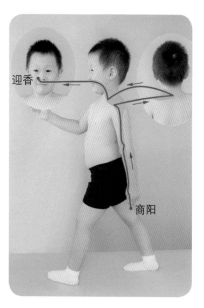

■ 图 4-5　手阳明大肠经皮部

三、足阳明胃经皮部

【循行分布】

对称分布于头面部、胸部、腹部、下肢的前外侧面及足背面,即足阳明胃经及其络脉循行周围皮肤。

本经首穴是承泣,末穴是厉兑,左右各 45 穴,不在此详述。

【津沽特色】

足阳明胃经,主治有关"胃"方面所发生的病症。胃为水谷食物所蓄部位,受纳和腐熟水谷食物,维持体内运化正常。津沽小儿推拿手法施于足阳明胃经皮部以达到降气和胃,消食导滞,促进食欲的功效。

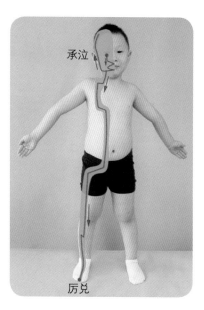

■ 图 4-6　足阳明胃经皮部

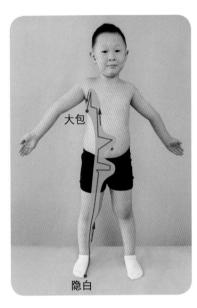

■ 图 4-7 足太阴脾经皮部

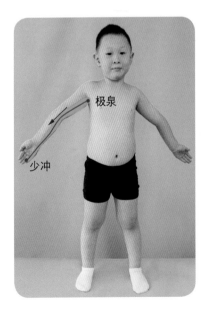

■ 图 4-8 手少阴心经皮部

四、足太阴脾经皮部

【循行分布】

对称分布于足大趾背面、下肢的内侧面、胸腹部,即足太阴脾经及其络脉循行周围皮肤。

本经首穴是隐白,末穴是大包,左右各 21 穴,不在此详述。

【津沽特色】

足太阴脾经,主治有关"脾"方面所发生的病症。脾主运化,为后天之本,对于维持小儿消化功能和气血运化起着重要作用。津沽小儿推拿认为手法施于足太阴脾经皮部能够帮助调动周身气血,使气血通达四肢,运转平和,无论虚实各证均可用之。

五、手少阴心经皮部

【循行分布】

对称分布于腋下、上肢内侧后缘、小指掌面,即手少阴心经及其络脉循行周围皮肤。

本经首穴是极泉,末穴是少冲,左右各 9 穴,不在此详述。

【津沽特色】

手少阴心经,主治有关"心"方面所发生的病症。心具有主宰神志的作用。津沽小儿推拿手法施于手少阴心经皮部以达到安心神、清心火的功效。

六、手太阳小肠经皮部

【循行分布】

对称分布于小指背面、上肢外侧后缘、肩后及肩胛部，即手太阳小肠经及其络脉循行周围皮肤。

本经首穴是少泽，末穴是听宫，左右各 19 穴，不在此详述。

【津沽特色】

手太阳小肠经，主治有关"液"方面所发生的病症。小肠具有"泌别清浊"的作用。津沽小儿推拿手法施于手太阳小肠经皮部以达到清利小便的功效。

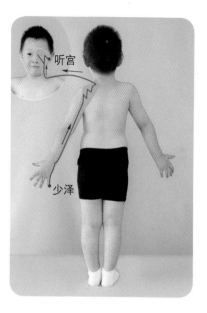

■ 图 4-9 手太阳小肠经皮部

七、足太阳膀胱经皮部

【循行分布】

对称分布于下肢后侧、腰背部、颈部后侧、头部，即足太阳膀胱经及其络脉循行周围皮肤。

本经首穴是睛明，末穴是至阴，左右各 67 穴，不在此详述。

【津沽特色】

足太阳膀胱经，主治有关"脏腑"方面所发生的病症。五脏六腑均有背腧穴位于背部膀胱经，可以用来调整脏腑疾患。津沽小儿推拿施术于足太阳膀胱经皮部以达到调整脏腑功能的作用。

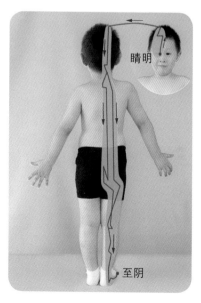

■ 图 4-10 足太阳膀胱经皮部

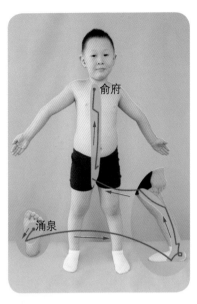

■ 图 4-11　足少阴肾经皮部

八、足少阴肾经皮部

【循行分布】

对称分布于足大趾内侧、下肢内侧、胸腹部,即足少阴肾经及其络脉循行周围皮肤。

本经首穴是涌泉,末穴是俞府,左右各 27 穴,不在此详述。

【津沽特色】

足少阴肾经,主治有关"生长"方面所发生的病症。肾为先天之本,人体精气所在。津沽小儿推拿认为调节足少阴肾经经气的运行可对精气输布功能产生影响,从而治疗小儿疾患。

九、手厥阴心包经皮部

【循行分布】

对称分布于第二、三掌指掌面、上肢内侧、胸部,即手厥阴心包经及其络脉循行周围皮肤。

本经首穴是天池,末穴是中冲,左右各 9 穴,不在此详述。

【津沽特色】

手厥阴心包经,主治有关"心"方面所发生的病症。心包能"代心受邪"。津沽小儿推拿认为调节手厥阴心包经可清心火、除烦热,从而治疗小儿热病,尤其是高热所致的神昏、癫狂等疾患。

■ 图 4-12　手厥阴心包经皮部

十、手少阳三焦经皮部

【循行分布】

对称分布于第二、三掌指背面、上肢外侧、侧头部,即手少阳三焦经及其络脉循行周围皮肤。

本经首穴是关冲,末穴是丝竹空,左右各 23 穴,不在此详述。

【津沽特色】

手少阳三焦经,主治有关"气""液"方面所发生的病症。三焦"主持诸气",又能"运行水液"。津沽小儿推拿认为调节手少阳三焦经可调节气的运行和水液代谢,从而治疗小儿腹胀、水肿等症。

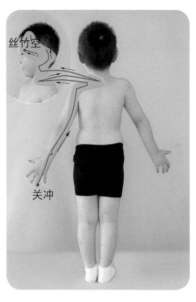

■ 图 4-13　手少阳三焦经皮部

十一、足少阳胆经皮部

【循行分布】

对称分布于下肢外侧、胸腹、侧头部,即足少阳胆经及其络脉循行周围皮肤。

本经首穴是瞳子髎,末穴是足窍阴,左右各 44 穴,不在此详述。

【津沽特色】

足少阳胆经,主治有关"胆"方面所发生的病症。胆可调理气机。津沽小儿推拿认为循着足少阳胆经皮部施以推法可以促进气的正常运行,达到调和气血,利胆镇惊等功效,常用于治疗腹痛、惊恐等证。

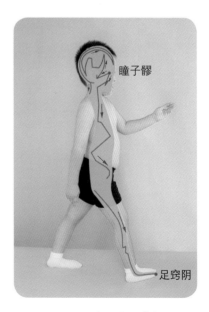

■ 图 4-14　足少阳胆经皮部

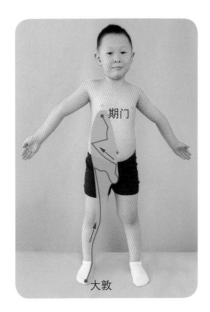

■ 图 4-15　足厥阴肝经皮部

十二、足厥阴肝经皮部

【循行分布】

对称分布于足大趾背面、下肢内侧及胸腹部,即足厥阴肝经及其络脉循行周围皮肤。

本经首穴是大敦,末穴是期门,左右各 14 穴,不在此详述。

【津沽特色】

足厥阴肝经,主治有关"情志""疏泄"方面所发生的病症。肝统管气机升降,有调畅情志,促进血液、津液运行输布的作用。津沽小儿推拿施手法于足厥阴肝经皮部,使肝气疏通畅达,以疏肝解郁,行气和血,常用于治疗肝气不舒所导致的病证,如因情志不爽所致腹痛、厌食等。

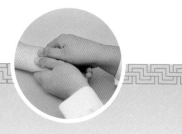

第五章

小儿常见病推拿治疗

　　小儿推拿学是基于中医理论,采用小儿推拿手法防病治病的临床学科。如其他中医临床学科一样,只有辨证论治,才能收到良好的治疗效果。除此之外,小儿推拿医师更应该做到"一旦临证,机触于外,巧生于内,手随心转,法从手出"。

　　首先"机触与外",仔细审查患儿症状表现,找出发病的病因病机:小儿常见病虽然临床表现多种多样,但其发生发展都与人体表里阴阳寒热虚实、气血津液、脏腑功能密切相关,其病因病机不外乎外感六淫、饮食不洁或不节以及先天禀赋不足。从而导致脏腑功能紊乱、正虚邪盛、寒热失调、气血津液不足或过多等。在应用小儿推拿治疗疾病之前,必须厘清疾病的病因病机,针对病机进行干预,才能抑制疾病的发展,促进机体的康复。

　　"巧生于内",根据病机确定证型,确定治疗法则,"方从法出"以法确定手法处方。津沽小儿推拿的处方首先根据疾病的根本病机确定治法,然后确立核心操作,再根据具体证型的不同证候病机确立不同证型的具体处方。处方选穴不多,但效专力宏,同时结合皮部推按和小儿腹部推拿,调整经脉、脏腑,增加治疗效果。

"手随心转",通过推拿手法实施治疗疾病,手法需柔和、轻快、平稳、着实,其操作分主次。手法处方由多个穴位组成,"用推即是用药",因而穴位操作也分为君、臣、佐、使,君穴起主要作用,因而应久推;臣穴辅助君穴,或针对兼证,操作时间稍少于君穴;佐穴又少于臣穴;使穴更次之。

　　"法从手出",整个治疗过程结束,治法自然从手法操作中表现出来。

一、感　冒

感冒,是小儿常见的外感疾病之一,以恶寒、发热、鼻塞、流涕、喷嚏、咳嗽、头身疼痛为主要临床特征。一年四季均可发病,以冬春季节及气候骤变时较多。

《仁斋直指小儿附遗方论》中首先记载了感冒的病名,谓:"感冒风邪,发热头痛,咳嗽声重,涕唾稠粘。"《幼科释谜·感冒》解释感冒为"感者触也,冒其罩乎",是指感冒主要由感受外邪触罩肌表所致。《素问·风论》曰:"风者,百病之长也。"外邪以风邪为主,常兼夹寒、热、暑湿等病邪致病,故临床上分为风寒感冒、风热感冒、暑湿感冒。

在治则上应以解表祛邪为主,整体治疗方法归属汗法范畴。

【临床表现】

感冒主要根据有汗无汗、发热轻重辨别寒热,风寒感冒多无汗、发热轻,风热感冒多微汗出、发热重。小儿感冒热多于寒,辨证时注意观察小儿咽喉,咽喉红肿者,即使舌苔薄白,也考虑为风热感冒。常见证型表现分别如下:

1. 风寒感冒

恶寒重,发热轻,无汗,鼻流清涕,喷嚏,咳嗽,咳痰清稀,咽部无红肿,头身痛,舌淡红,苔薄白,指纹浮红,脉浮紧。

2. 风热感冒

发热重,恶风,有汗,鼻塞流浊涕,咳嗽,痰稠色白或黄,咽部红肿疼痛,口干喜饮,舌质红,苔薄黄,指纹浮紫,脉浮数。

3. 暑湿感冒

多因夏季受凉所致,身重困倦,发热,无汗或汗出热不解,头重如裹,胸闷泛恶,口渴心烦,食欲不振,或有呕吐、泄泻,小便短黄,舌质红,苔黄腻,指纹紫滞,脉濡数。

【核心操作】

泻肺金、掐揉二扇门、黄蜂入洞、揉膊阳池

【治疗】

1. 风寒感冒

治法：辛温解表

处方：泻肺金、掐揉二扇门、开天门、推坎宫、黄蜂入洞、推揉肺俞、拿肩井

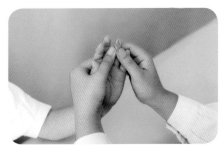

■ 图5-1　泻肺金

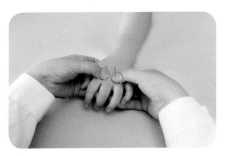

■ 图5-2　掐揉二扇门

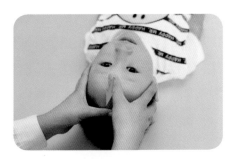

■ 图5-3　开天门

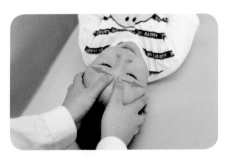

■ 图5-4　推坎宫

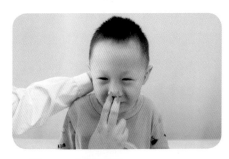

■ 图5-5　黄蜂入洞

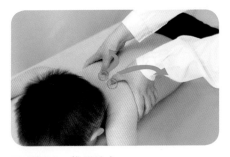

■ 图5-6　推揉肺俞

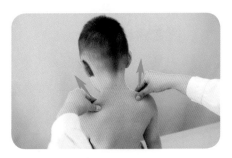

■ 图5-7　拿肩井

2. 风热感冒

治法:辛凉解表

处方:泻肺金、揉膊阳池、退下
六腑、揉太阳、揉风池、推脊、挤大椎

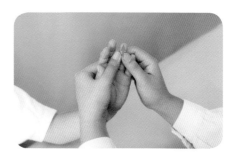

■ 图5-8 泻肺金

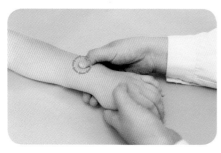

■ 图5-9 揉膊阳池

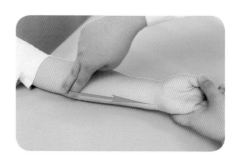

■ 图5-10 退下六腑

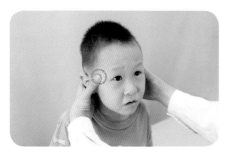

■ 图5-11 揉太阳

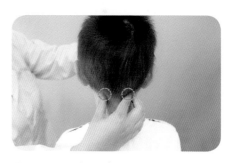

■ 图5-12 揉风池

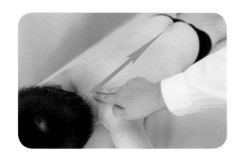

■ 图5-13 推脊

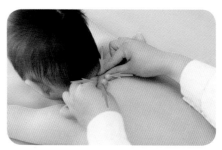

■ 图5-14 挤大椎

3. 暑湿感冒

治法:祛湿解表

处方:泻肺金、揉膊阳池、清天河水、泻大肠、揉太阳、揉风池、拿肚角、拿肩井

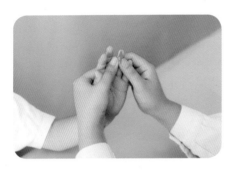

■ 图 5-15　泻肺金

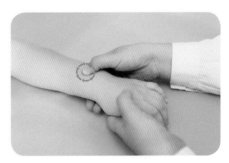

■ 图 5-16　揉膊阳池

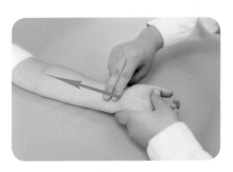

■ 图 5-17　清天河水

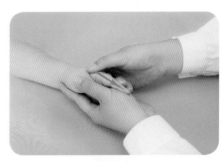

■ 图 5-18　泻大肠

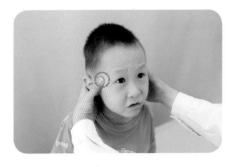

■ 图 5-19　揉太阳

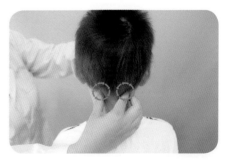

■ 图 5-20　揉风池

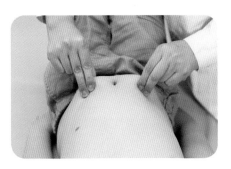

■ 图 5-21　拿肚角

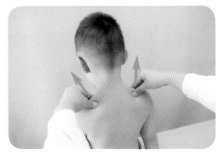

■ 图 5-22　拿肩井

【术义分析】

《婴童百问·伤寒咳嗽伤风》云："然肺主气,应于皮毛,肺为五脏华盖,小儿感于风寒,客于皮肤,入伤肺经,微者咳嗽,重者喘急。"感冒是由感受外邪所致,为表实证,病位主要在肺,所以核心操作选择泻肺金以清肺卫之邪。《素问·阴阳应象大论》中记载："其有邪者,渍形以为汗;其在皮者,汗而发之",故治疗感冒需通过解表发汗的方法以祛除在表邪气,掐揉二扇门、黄蜂入洞、揉膊阳池为津沽小儿推拿的汗法核心操作,分型论治中配合施用可起到发汗解表的作用。

小儿形气未充,表卫未固,易受外邪侵袭,风寒感冒系风寒客于肺卫,《医学心悟·论汗法》云："汗者,散也……风寒初客于人也,头痛发热而恶寒,鼻塞声重而体痛,此皮毛受病,法当汗之"。故治疗上选取掐揉二扇门、黄蜂入洞为君,以发汗解表散寒,开天门、推坎宫以疏风解表,配合拿肩井宣通气血以助解表,佐以泻肺金、推揉肺俞以宣肺宽中。

风热之邪侵犯肺咽,发为风热感冒,《幼科全书》言："凡伤风发热,其证汗出身热,呵欠面赤……宜疏风解肌退热。"故治疗以揉膊阳池、退下六腑为君,揉膊阳池以发散风热;推脊、退下六腑可清热解毒,配合泻肺金、揉风池、挤大椎、揉太阳以疏散风热、清肺利咽、清利头目。

《素问·五运行大论》记载："其在天为热,在地为火……其性为暑","暑胜则地热。"暑性炎热,暑多夹湿,暑湿之邪束表困脾,而致暑湿感冒,故治疗以揉膊阳池、泻大肠为君,以揉膊阳池解肌祛邪,泻大肠有清利中下焦、通利大便之功,给湿邪出路以助祛暑化湿,清天河水为清法核心用穴,配合泻肺金可加强清热解暑作用,再以揉风池、揉太阳以清利头目;佐以拿肚角理气消滞,气动则湿动,以达行气化湿之效,佐以拿肩井疏通气血,并助解表。

【按语】

治感冒用汗法,但汗为心之液,血汗同源,故应掌握推拿刺激强度,掌握汗出的程度,正如《伤寒论》所载:"遍身漐漐微似有汗者益佳,不可令如水流漓,病必不除"。

二、哮　喘

哮喘,是小儿肺系常见疾病,是一种反复发作的哮鸣气喘疾病。以发作时喘息急促,喉间可闻及痰鸣音,呼吸延长,严重时可见张口抬肩,难以平卧为特征。本病常在清晨或夜间发作或加重,以冬季或气候变化时易于发作。

小儿哮喘病机多为本虚标实,分为发作期和缓解期。《证治汇补·哮病》:"哮即痰喘之久而常发者,因内有壅塞之气,外有非时之感,膈有胶固之痰,三者相合,闭阻气道,搏击有声,发为哮病。"哮喘的病理因素以痰为主,主要是由于小儿素体肺、脾、肾三脏功能不足,水液代谢障碍,以致津液凝聚成痰伏藏于肺,成为病的"宿根",遇气候骤变,衣着不慎,外感风寒或风热,发为寒喘、热喘。《景岳全书·喘促》谓:"实喘者有邪,邪气实也;虚喘者无邪,元气虚也"缓解期以本虚为主,常见阳气不足和肺肾阴虚之证。

在治则上应以扶正祛邪为主,急则治其标,缓则治其本,整体治疗方法以消法为主,配以温法、清法、补法等。

【临床表现】

哮喘发作期,应当攻其邪实,需先辨其寒热,多以痰液的状态分辨;缓解期,应及时补虚,需辨清阴阳虚实,多根据兼夹症状区分。不同证型的临床表现如下:

1. 发作期

(1) 寒喘

呼吸急促,咳嗽气喘,喉间痰鸣,咳痰清稀,色白多沫,鼻流清涕,面色苍白,唇绀,形寒肢冷,无汗,大便稀溏,小便清长,舌淡苔薄白,指纹淡红,脉浮紧。

(2) 热喘

喘促气粗,咳痰黄稠,咽喉肿痛,面红发热,胸胁满闷,身热烦躁,口渴喜冷饮,大便干结,小便黄少,舌质红,苔黄腻,指纹紫滞,脉滑数。

2. 缓解期

(1) 阳气不足

咳声无力,咳嗽痰多,气短乏力,动则加重,语声低微,反复感冒,自汗,畏寒,形体浮肿,面色㿠白,食少纳呆,大便稀溏,小便清长,舌质胖嫩,苔薄白,指纹淡,脉沉细无力。

(2) 肺肾阴虚

形体消瘦,盗汗,潮热,手脚心热,时时干咳,面色潮红,小便黄,大便干,舌红,苔薄白或花剥少苔,指纹淡,脉细数。

【核心操作】

清肺金、顺运内八卦、揉五指节

【治疗】

1. 发作期

(1) 寒喘

治法:温肺化痰定喘

处方:清肺金(以泻为主)、顺运内八卦、揉五指节、揉外劳宫、推上三关、推揉膻中、推揉肺俞、捏脊

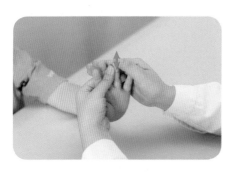

■ 图 5-23　清肺金

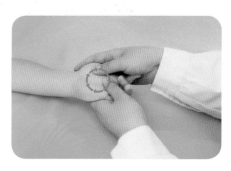

■ 图 5-24　顺运内八卦

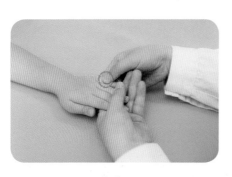

■ 图 5-25　揉五指节

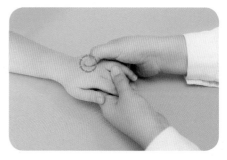

■ 图 5-26　揉外劳宫

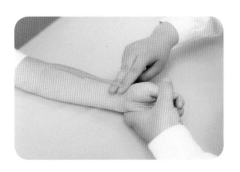

■ 图 5-27 推上三关

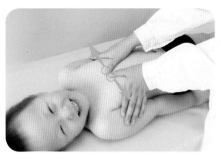

■ 图 5-28 推揉膻中

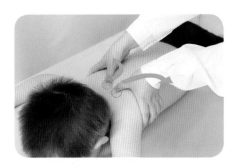

■ 图 5-29 推揉肺俞

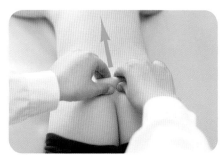

■ 图 5-30 捏脊

（2）热喘

治法：清肺化痰，降气平喘

处方：清肺金（以泻为主）、揉膊阳池、顺运内八卦、揉五指节、揉掌小横纹、清天河水、推揉膻中、推揉肺俞

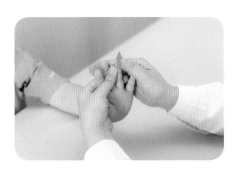

■ 图 5-31 清肺金

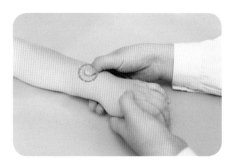

■ 图 5-32 揉膊阳池

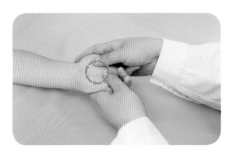

■ 图 5-33 顺运内八卦

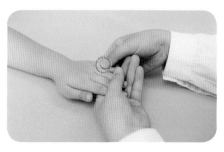

■ 图 5-34 揉五指节

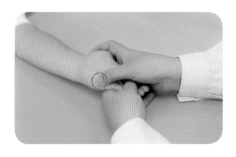

■ 图 5-35 揉掌小横纹

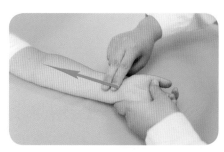

■ 图 5-36 清天河水

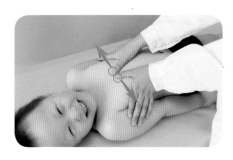

■ 图 5-37 推揉膻中

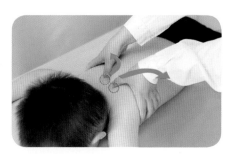

■ 图 5-38 推揉肺俞

2. 缓解期

（1）脾肾阳虚

治法：温补脾肾，纳气培元

处方：清肺金（以补为主）、补肾水、补脾土、顺运内八卦、揉五指节、推上三关、层按（补法）关元、捏脊

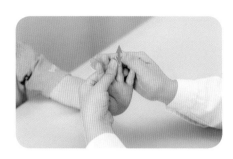

■ 图 5-39 清肺金

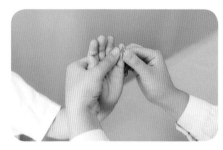

■ 图 5-40 补肾水

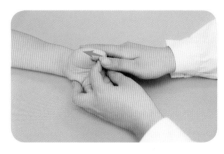

■ 图 5-41 补脾土

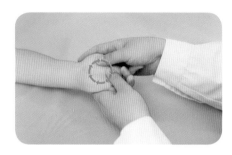

■ 图 5-42 顺运内八卦

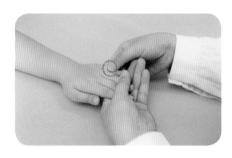

■ 图 5-43 揉五指节

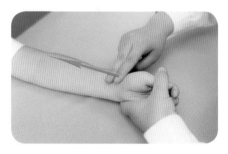

■ 图 5-44 推上三关

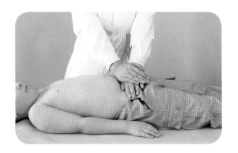

■ 图 5-45 层按(补法)关元

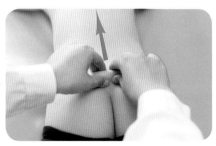

■ 图 5-46 捏脊

（2）肺肾阴虚

治法：补肾敛肺，养阴纳气

处方：清肺金（以补为主）、补肾水、补脾土、揉二人上马、顺运内八卦、揉五指节、揉肺俞

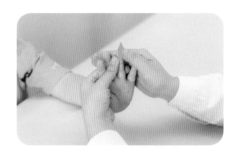

■ 图5-47　清肺金

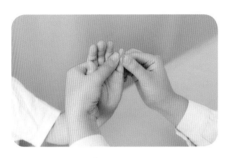

■ 图5-48　补肾水

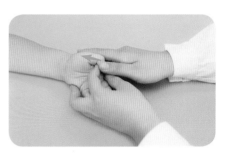

■ 图5-49　补脾土

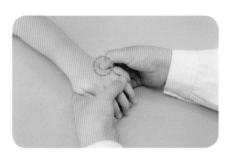

■ 图5-50　揉二人上马

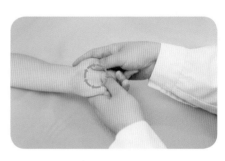

■ 图5-51　顺运内八卦

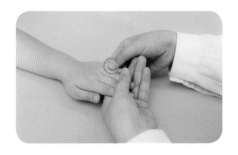

■ 图5-52　揉五指节

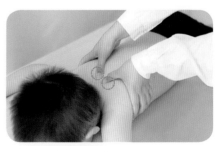

■ 图5-53　揉肺俞

【术义分析】

《幼科推拿秘书》云："肺金在无名指。属气，止咳化痰……凡小儿咳嗽痰喘必推之。"核心操作选择清肺金，补泻结合，标本兼顾，清泄肺热、补益肺气，临床上根据病情虚实，又有所侧重。《丹溪心法·喘论》提出"哮喘专主于痰"，所以核心操作选择津沽小儿推拿的消法核心操作——顺运内八卦、揉五指节，《小儿推拿秘诀》云："凡运八卦开胸膈。"内八卦善理气宽胸；《幼科铁镜》云："五指节上轮揉，乃祛风之苍术。"揉五指节可燥湿祛风，两者合用可起到宽胸理气、化痰平喘的作用。

《丹溪心法·喘》云："治疗之法，当究其源。如感邪气，则驱散之，气郁则调顺之，脾肾虚者温理之，又当于各类而求。"针对小儿哮喘发作期，其病机以标实为主，故治以化痰降气平喘，核心操作中清肺金以泻为主。寒性哮喘者当以"寒者热之"，清肺金、推上三关、揉外劳宫为君，推上三关、揉外劳宫为温法代表手法，有助于温化寒痰，配合顺运内八卦、揉五指节、推揉肺俞、推揉膻中以宽胸理气、止咳平喘，佐以捏脊和营养血，缓急平喘。

热性哮喘者当"热者寒之"，清肺金、揉膊阳池、清天河水为君，揉膊阳池为汗法代表手法，清天河水为清法代表手法，两者合用可宣肺清热，配合顺运内八卦、揉五指节、推揉肺俞、推揉膻中以宽胸理气、止咳平喘，揉掌小横纹可化痰止咳、开胸散结，有助于降气平喘。

针对小儿哮喘缓解期，其病机以本虚为主，故治疗应以补益肺脾肾为主，核心操作中清肺金以补为主。《类证治裁·喘证》云："肺为气之主，肾为气之根，肺主出气，肾主纳气，阴阳相交，呼吸乃和。"阳气不足者，治疗应以温阳益气为原则，推上三关、捏脊、层按(补法)关元为君，三者分别为温法、和法、补法的代表手法，合而用之可起到温阳散寒，纳气培元的作用，配合补肾水与补脾土以益肾健脾，清肺金、顺运内八卦、揉五指节有助于补肺气、止咳喘。

肺肾阴虚者，治疗应以补肾养阴为原则，揉二人上马、推揉肺俞为君，揉二人上马为补肾滋阴的代表手法，与推揉肺俞合用可滋补肺肾之阴，配合补肾水与补脾土以益肾健脾,清肺金、顺运内八卦、揉五指节有助于敛肺止咳、化痰平喘。

【按语】

急性期,需推拿配合药物治疗,推拿起到辅助作用。缓解期,可以推拿为主治疗,亦可配合食补。

三、咳　嗽

咳嗽是小儿肺系病证中的一种常见证候,如感冒、肺炎等疾病均可引起,是呼吸道自我保护性的动作。本证候一年四季均可发生,尤以冬、春季多见。

清代叶天士《临证指南医案》云"咳为气逆,嗽为有痰,内伤外感之因甚多,确不离乎肺脏为患也。"又《景岳全书·咳嗽》篇谓:"咳嗽之要,止唯二证,何为二证? 一曰外感,一曰内伤而尽之矣。"所以小儿咳嗽虽多涉及他脏,但以肺脏为主,由肺失宣降所致,分外感、内伤两大类,小儿外感咳嗽多于内伤咳嗽。小儿肺脏娇嫩,卫外不固,极易感受外邪,风寒或风热之邪侵袭肺卫,发为风寒咳嗽、风热咳嗽。《素问·咳论》云:"五脏六腑皆令人咳,非独肺也。"小儿脾常不足,易为乳食、生冷所伤,脾失健运,酿生痰浊,上贮于肺,发为痰湿或痰热咳嗽。小儿平素体虚,或外感咳嗽日久不愈,耗伤正气,气损及阴,发为气虚咳嗽、阴虚燥咳。

在治则上应以扶正祛邪为主,整体治疗方法以消法为主,根据不同证型又可配以汗法、温法、清法、补法、下法等治法。

【临床表现】

根据咳嗽声音的清浊、痰量多少、痰的性质以及病程长短来判断外感、内伤及寒热虚实。一般外感咳嗽声大,气粗,痰液稠厚,病程短;内伤咳嗽声低、痰稀色白,病程久。具体临床表现如下:

1. 外感咳嗽

(1) 风寒咳嗽

冬春季多发,咳嗽频作,咳痰稀白,鼻塞,流清涕,咽痒声重,或伴恶寒发热,无汗,头身疼痛,舌淡红苔薄白,指纹浮红,脉浮紧。

(2) 风热咳嗽

咳嗽有痰,不易咳出,黏稠色黄,咽痛,鼻流黄涕,伴发热恶风,口渴,微汗出,舌红苔薄黄,指纹浮紫,脉浮数。

2. 内伤咳嗽

(1) 久咳气虚

咳嗽日久,咳声无力,痰白清稀,气短懒言,语声低微,倦怠乏力,畏寒肢冷,动则汗出,面色苍白,舌质淡嫩,指纹色淡而细,脉细无力。

(2) 阴虚燥咳

咳嗽日久,干咳无痰或少痰,痰黏难咳,口咽干燥,声音嘶哑,手足心热或潮热盗汗,舌红少苔或花剥,指纹紫,脉细数。

(3) 痰湿咳嗽

咳嗽痰多,色白清稀,咳声重浊,困倦乏力,胸闷,纳呆,舌淡胖,苔白腻,指纹滞,脉滑。

(4) 痰热咳嗽

发热后咳嗽,咳声深沉,咳嗽痰多,痰黄质稠,或伴发热口渴,烦躁不安,面红,大便干燥,小便黄少,舌红苔黄腻,指纹青紫,脉滑数。

【核心操作】

清肺金、顺运内八卦

【治疗】

1. 外感咳嗽

(1) 风寒咳嗽

治法:疏风散寒,宣肺止咳

处方:清肺金(以泻为主)、顺运内八卦、揉外劳宫、推坎宫、揉太阳、揉风池、推揉膻中、推揉肺俞

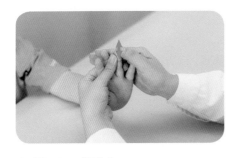

■ 图 5-54　清肺金

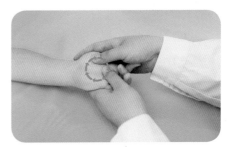

■ 图 5-55　顺运内八卦

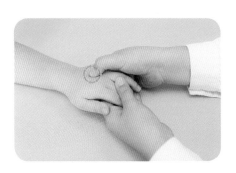

■ 图 5-56　揉外劳宫

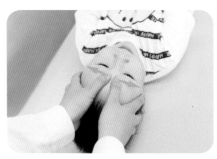

■ 图 5-57　推坎宫

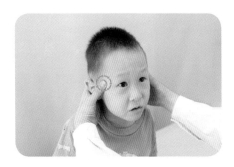

■ 图 5-58　揉太阳

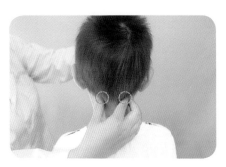

■ 图 5-59　揉风池

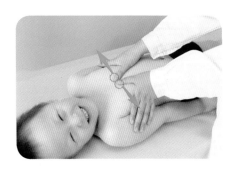

■ 图 5-60　推揉膻中

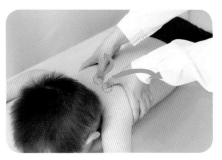

■ 图 5-61　推揉肺俞

（2）风热咳嗽

治法：疏风解热，宣肺止咳

处方：清肺金（以泻为主）、顺运内八卦、清天河水、推坎宫、揉太阳、揉风池、推揉膻中、推揉肺俞

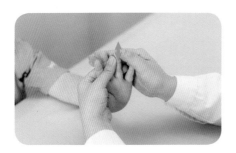

■ 图 5-62 清肺金

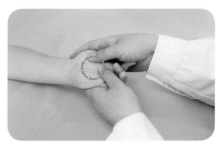

■ 图 5-63 顺运内八卦

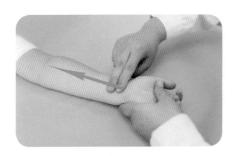

■ 图 5-64 清天河水

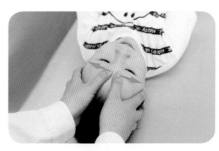

■ 图 5-65 推坎宫

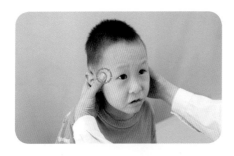

■ 图 5-66 揉太阳

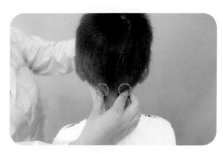

■ 图 5-67 揉风池

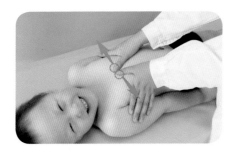

■ 图 5-68 推揉膻中

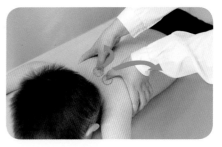

■ 图 5-69 推揉肺俞

2. 内伤咳嗽

（1）久咳气虚

治法：健脾补肺，益气化痰

处方：清肺金（以补为主）、补脾土、顺运内八卦、揉丹田、推揉膻中、推揉肺俞

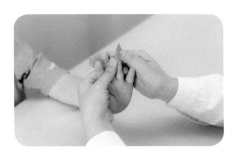

■ 图 5-70 清肺金

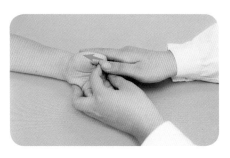

■ 图 5-71 补脾土

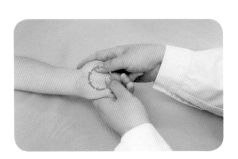

■ 图 5-72 顺运内八卦

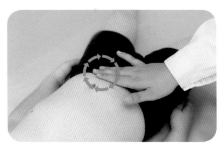

■ 图 5-73 揉丹田

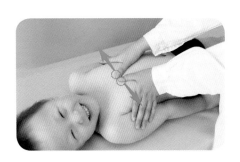

■ 图 5-74 推揉膻中

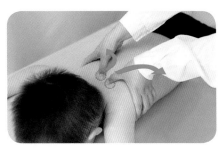

■ 图 5-75 推揉肺俞

（2）阴虚燥咳

治法：养阴润肺，兼清余热

处方：清肺金（以补为主）、补肾水、补脾土、揉二人上马、顺运内八卦、清天河水、推揉膻中、推揉肺俞

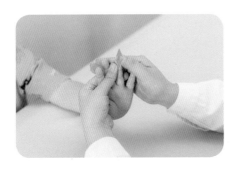

■ 图 5-76　清肺金

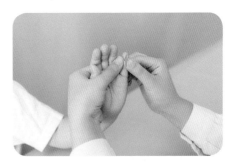

■ 图 5-77　补肾水

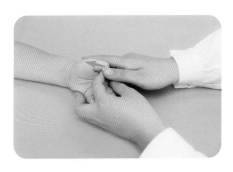

■ 图 5-78　补脾土

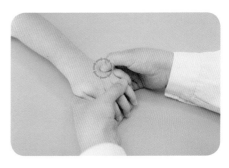

■ 图 5-79　揉二人上马

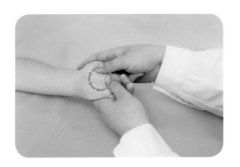

■ 图 5-80　顺运内八卦

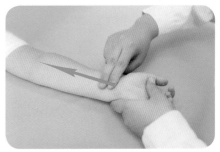

■ 图 5-81　清天河水

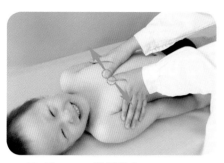

■ 图 5-82　推揉膻中

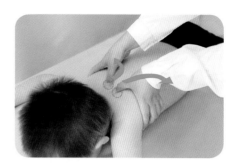

■ 图 5-83　推揉肺俞

（3）痰湿咳嗽

治法：燥湿化痰止咳

处方：清肺金（以泻为主）、补脾土、顺运内八卦、揉五指节、推揉膻中、推揉肺俞

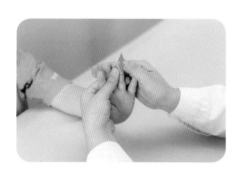

■ 图 5-84　清肺金

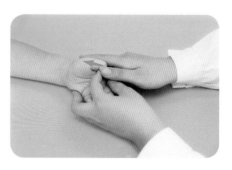

■ 图 5-85　补脾土

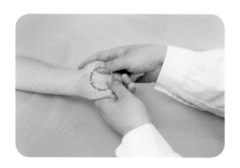

■ 图 5-86　顺运内八卦

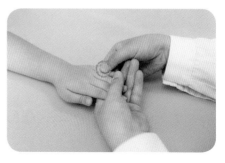

■ 图 5-87　揉五指节

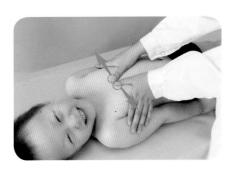

■ 图 5-88 推揉膻中

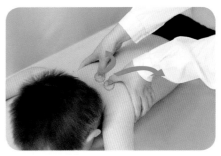

■ 图 5-89 推揉肺俞

(4) 痰热咳嗽

治法:清肺化痰止咳

处方:清肺金(以泻为主)、泻大肠、揉掌小横纹、顺运内八卦、清天河水、揉乳根乳旁、推揉膻中、推揉肺俞

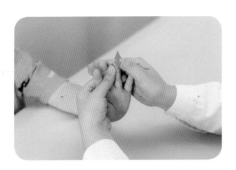

■ 图 5-90 清肺金

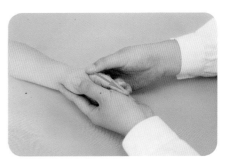

■ 图 5-91 泻大肠

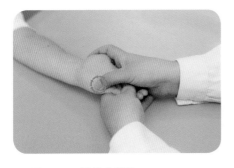

■ 图 5-92 揉掌小横纹

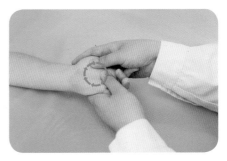

■ 图 5-93 顺运内八卦

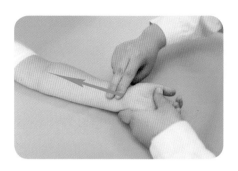

■ 图 5-94 清天河水

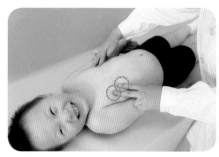

■ 图 5-95 揉乳根乳旁

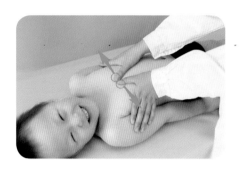

■ 图 5-96 推揉膻中

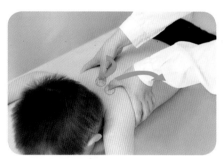

■ 图 5-97 推揉肺俞

【术义分析】

《保命歌括·咳嗽》云："治嗽大法,以肺脉为主,更参以所见之证治之",咳嗽的病位在肺,因而核心操作选择清肺金调理肺脏,临床上根据病情虚实,清肺金在操作上有所侧重,以达到清泄肺热或补益肺气的功效。又云:"治咳之法,当以顺气为先,下痰次之。"故核心操作选择顺运内八卦,内八卦为津沽小儿推拿的消法核心特定穴,具有理气宽胸化痰的功效。

叶天士在《临证指南医案·咳嗽》中指出:"若因于风者,辛平解之。因于寒者,辛温散之……若因于火者,即温热之邪,亦以甘寒为主。"辛者散也,故小儿外感咳嗽者治宜疏散风邪、宣降肺气,清肺金应以泻为主,风寒咳嗽者以泻肺金、揉外劳宫、推坎宫、揉太阳、揉风池为君,揉外劳宫为温法代表手法,与推坎宫、揉太阳、揉风池合用可起到疏风解表散寒的作用,配合顺运内八卦、推揉肺俞以宣肺化痰止咳,推揉膻中则有助于宽胸理气。风热咳嗽者治以疏风解热,宣肺止咳,故与治疗风寒咳嗽的区别在于,去揉外劳宫,加清天河水以清热生津解表。

小儿虚咳当"虚则补之",治宜补益肺气,敛肺止咳,清肺金以补为主,《保命歌括·咳嗽》所载:"咳久成劳,肺为元气之主也。久咳不止者,宜以补脾为主,乃虚则补其母也。"故久咳气虚者应健脾补肺,益气化痰,补脾土、揉丹田为君,旨在培土生金,补益脾肺之气,健脾以燥湿化痰,揉丹田可调和腹部气血,使小儿经气得疏,正气得复。配合运内八卦、推揉膻中、推揉肺俞以宣肺化痰止咳。

阴虚咳嗽者治宜养阴润肺,兼清余热,清肺金、补肾水、揉二人上马、推揉肺俞为君,四者合用金水相生,养阴润肺,天河水为清热之核心特定穴,清天河水与揉二人上马配合施用可清热润燥,推揉膻中、顺运内八卦以宣肃肺气,佐以补脾土益气培中,调和气血。

痰湿咳嗽者,治宜燥湿化痰止咳,故以清肺金、顺运内八卦、揉五指节、推揉膻中、推揉肺俞为君,以宣肺化痰止咳,配合补脾土健脾化湿,燥湿化痰。

若痰湿日久,郁而化热,痰热犯肺,治疗上应清肺化痰止咳,清肺金、揉乳根乳旁、揉掌小横纹、顺运内八卦为君,以宽胸理气,止咳化痰,其中揉乳根乳旁、揉掌小横纹、推揉膻中、推揉肺俞有助于通肺气、止咳喘、化痰湿,清天河水与泻大肠分别为清法与下法的核心特定操作,两者配合施用可引热下行,给热邪以出路,清泄肺热。

【按语】

小儿推拿治疗咳嗽有疗效,但治疗需要时间。较小的患儿不能咳痰,望不到痰的颜色和性质,给辨证带来一定的困难,临床可结合肺部听诊以及舌脉等加以推断。

四、发　热

发热,是一种常见症状,多指小儿体温异常升高。正常情况下,小儿的正常体温受性别、年龄、昼夜及季节变化、饮食、气温等因素影响而在一定范围内波动。一般情况下,小儿体温超过 37.5℃时,需要考虑发热。

小儿发热分外感发热和内伤发热。外感发热的发生与外邪侵袭有关,即由于受风寒或风热等邪侵袭,卫外之阳被郁而致发热,属于"感冒"的一个症状,可参考"感冒"治疗。内伤发热有阴虚发热、气虚发热、食积发热之别。《素问·调经论》云:"经言阳虚则外寒,阴虚则内热。"小儿平素体弱,或久病伤阴,阴液亏损,阴不制阳,致阴虚发热。《素问·调经论》曰:"有所劳倦,形气衰少,谷气不盛,上焦不行,下脘不通,胃气热,热气熏胸中,故内热。"小儿饮食伤脾,脾失健运,则致气虚发热。《育婴家秘·伤食证治》云:"小儿之病,伤食最多。"故临床上常见小儿乳食积滞,郁而化热。

在治则上应以标本兼治为主,整体治疗方法以清法为主,根据不同的发热证型可配以补法、消法、下法等治法。

【临床表现】

小儿内伤发热须根据发热的时间、兼夹症状分清证型。阴虚发热多为夜间发热,兼见阴虚之症;食积发热兼见腹胀满等食积之症;气虚发热多为上午发热,兼见气虚之症,其临床表现具体差别在于:

1. 阴虚发热

长期低热不退,夜间为甚,或午后潮热,手足心热,形体消瘦,盗汗,烦躁夜啼,口干舌燥,舌红少津,花剥苔,指纹深紫,脉细数无力。

2. 食积发热

发热,口气酸腐,口臭,脘腹灼热、胀满,烦躁不安,不思饮食,大便秘结,或恶心呕吐,泻下臭秽如败卵,舌红苔燥,黄腻,指纹深紫,脉滑数有力。

3. 气虚发热

低热,上午为甚,劳累活动后加重,恶风自汗,神怯气短,语声低微,懒言乏力,反复感冒,食欲不振,形体消瘦,面色萎黄或苍白,舌淡苔薄白,指纹淡,脉沉细无力。

【核心操作】

清天河水、退下六腑

【治疗】

1. 阴虚发热

治法:养阴透热

处方:补肾水、揉二人上马、清天河水、揉涌泉

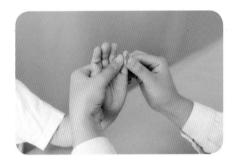
■ 图 5-98　补肾水

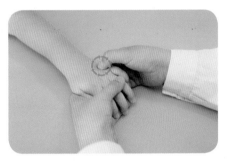
■ 图 5-99　揉二人上马

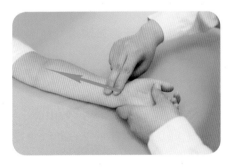
■ 图 5-100　清天河水

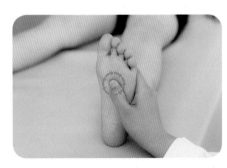
■ 图 5-101　揉涌泉

2. 食积发热

治法:消食导滞

处方:泻大肠、揉板门、退下六腑、拿肚角、层按(泻法)中脘

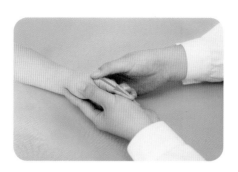

■ 图 5-102 泻大肠

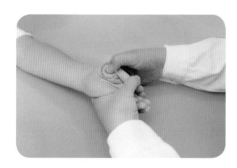

■ 图 5-103 揉板门

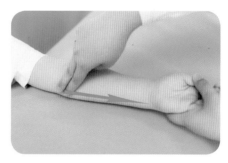

■ 图 5-104 退下六腑

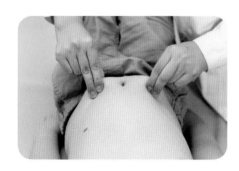

■ 图 5-105 拿肚角

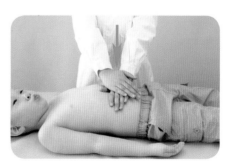

■ 图 5-106 层按（泻法）中脘

3. 气虚发热

治法：补气升阳

处方：补脾土、揉外劳宫、清天河水、揉百会、层按（补法）中脘、揉足三里

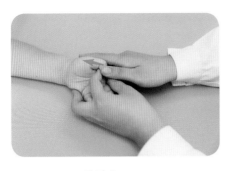

■ 图 5-107　补脾土

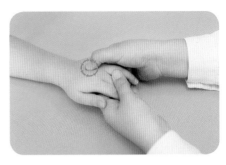

■ 图 5-108　揉外劳宫

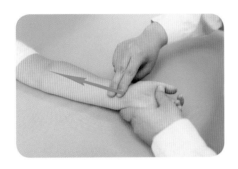

■ 图 5-109　清天河水

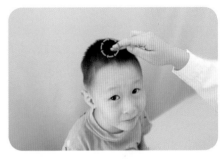

■ 图 5-110　揉百会

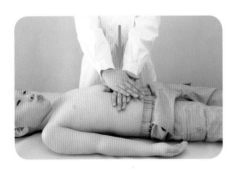

■ 图 5-111　层按(补法)中脘

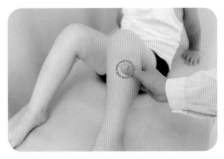

■ 图 5-112　揉足三里

【术义分析】

《素问·至真要大论》云："热者寒之"，故治疗内伤发热当选用津沽小儿推拿清法之核心操作，清天河水则可清心胃之火，也可清虚热；退下六腑专清实热，尤擅清肠腑之积热。分型论治中配合施用可起到清热泻火的作用。

需要注意的是,发热只是疾病的一种症状,核心操作是针对发热的症状见热退热,属于"急则治其标",临证中则需辨证施治,以达标本兼治的目的。

《景岳全书·寒热》记载:"阴虚之热者,宜壮水以平之。"故针对小儿阴虚发热者,选取清天河水、揉涌泉为君,清天河水为清虚热之核心特定操作,揉涌泉可滋阴补肾,且具有引热下行之功,两者合用以养阴透热,配合补肾水、揉二人上马滋肾养阴,滋阴以制阳。

食积发热者,治宜消食导滞,化积清热,正如《幼幼集成·食积诊治》言:"夫饮食之积必用消导,消者散其积也,导者行其气也。"故选取泻大肠、退下六腑为君,泻大肠为下法代表手法,退下六腑为清法代表手法,两者合用可清利中焦、泄肠腑热,配合拿肚角以消食下气,揉板门与层按(泻法)中脘可进一步加强消食导滞之功。

气虚发热者,治宜健脾益气,兼以清热,故选用补脾土、揉外劳宫、揉足三里、层按(补法)中脘为君,脾胃为后天之本,气血生化之源,补脾土、揉足三里、层按(补法)中脘以健脾益气,揉外劳宫则有温阳退热的功效,温其气助其阳,阳气通则症自解,取"甘温除热"之意,配合揉百会以升举阳气,同时佐以清天河水清内热。

【按语】

发热的原因复杂,必须详细检查,明确诊断。对于非感染性发热,推拿的退热疗效显著,感染性疾病需配合药物治疗。发热高且不退者,可一日推拿2次。

五、呕　　吐

呕吐是指胃失和降,气逆于上,致使胃中乳食上逆经口而出的一种常见病证。较小婴儿从口角流出奶汁称为"溢乳"。本证发生无年龄和季节的限制,但以婴幼儿和夏季易于发生。

一般以有物有声谓之呕,有物无声谓之吐,无物有声谓之干呕,因临床上呕与吐常同时发生,故合称为呕吐。隋代巢元方《诸病源候论·呕吐候》曰:"呕吐之病者,由脾胃有邪,谷气不治所为也,胃受邪,气逆则呕。"因胃气通降是受纳的前提条件,胃气不降,则胃的受纳功能也受到影响,故而会发生呕吐。

小儿呕吐病变部位在胃,和脾密切相关,其发生的原因以乳食积滞、胃中积热、脾胃虚寒、大惊卒恐多见。《幼幼集成·呕吐证治》云:"盖小儿呕吐有寒有热有伤食,然寒吐热吐,未有不因于伤食者,其病总属于胃。"脾胃脏腑相配,升降相合,胃主受纳、腐熟水谷,胃气以通降为顺。小儿脾胃薄弱,胃体未全、胃用未壮,容易发生胃气上逆而致呕吐。

在治则上应以标本兼治为主,整体治疗方法以和法、消法为主,根据不同证型又可配以温法、清法、调脏等治法。

【临床表现】

小儿呕吐,寒热虚实皆有,一般根据呕吐发生的时间以及呕吐物的性质判断证型,如食入即吐是胃热,吐后得舒是乳食积滞,寒性呕吐吐出物清稀,热性呕吐吐出物酸腐。其临床表现具体差别如下:

1. 积滞呕吐

食滞积于脘腹,呕吐酸水或乳块,吐后得舒,不思乳食,脘腹或胁肋胀痛,舌苔厚腻,脉滑数有力,指纹紫滞。

2. 胃热呕吐

食入即吐,吐物酸腐,色如胆汁,心烦口渴,大便臭秽或见秘结,小便短黄,唇赤,舌红苔黄,脉滑数,指纹紫滞。

3. 胃寒呕吐

有饮冷受凉史,突然呕吐,呕吐物冷清,胃脘冷痛,喜热熨,或伴喷嚏流涕,舌淡苔白,脉紧,指纹淡。

4. 夹惊呕吐

受惊后呕吐暴作,频吐清涎,夜眠多惊,神态紧张,睡卧不安,山根青,舌青紫,脉弦,指纹紫。

【核心操作】

逆运内八卦、推按胃经皮部(腹部段)、摩建里

【治疗】

1. 积滞呕吐

治法:和胃导滞

处方:泻大肠、逆运内八卦、掐四横纹、揉板门、推按胃经皮部(腹部段)、分腹阴阳、摩建里

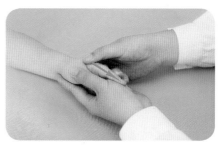

■ 图5-113　泻大肠

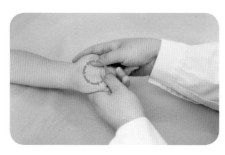

■ 图5-114　逆运内八卦

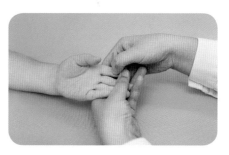

■ 图5-115　掐四横纹

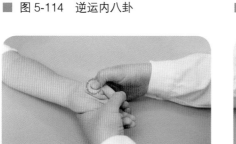

■ 图5-116　揉板门

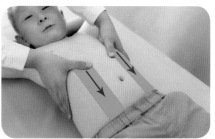

■ 图5-117　推按胃经皮部(腹部段)

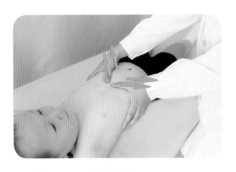

■ 图 5-118 分腹阴阳

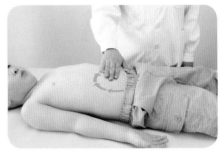

■ 图 5-119 摩建里

2. **胃热呕吐**

治法:清热和胃

处方:逆运内八卦、揉板门、揉二人上马、退下六腑、推按胃经皮部(腹部段)、层按(泻法)中脘、摩建里、推天柱骨

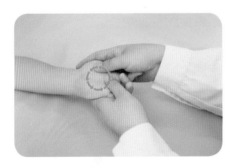

■ 图 5-120 逆运内八卦

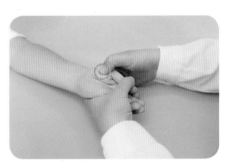

■ 图 5-121 揉板门

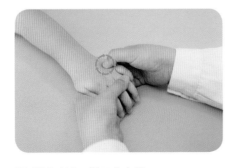

■ 图 5-122 揉二人上马

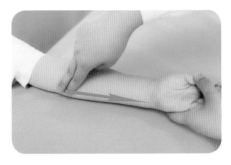

■ 图 5-123 退下六腑

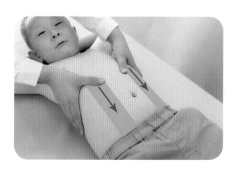

■ 图 5-124　推按胃经皮部(腹部段)

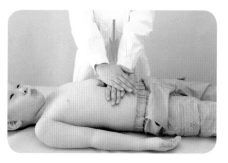

■ 图 5-125　层按(泻法)中脘

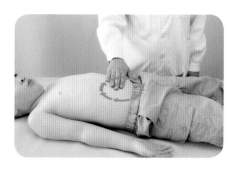

■ 图 5-126　摩建里

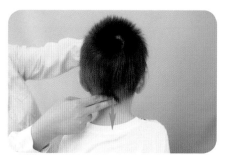

■ 图 5-127　推天柱骨

3. 胃寒呕吐

治法:温中散寒

处方:补脾土、逆运内八卦、揉外劳宫、推上三关、层按(补法)关元、推按胃经皮部(腹部段)、摩建里、推天柱骨

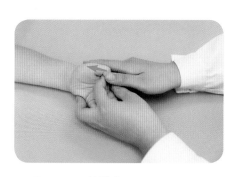

■ 图 5-128　补脾土

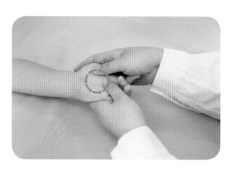

■ 图 5-129　逆运内八卦

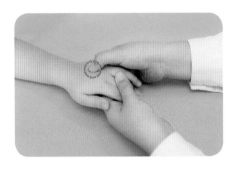

■ 图 5-130　揉外劳宫

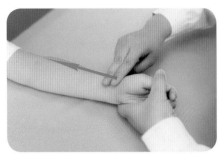

■ 图 5-131　推上三关

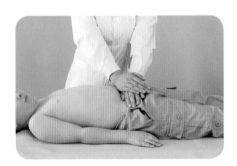

■ 图 5-132　层按(补法)关元

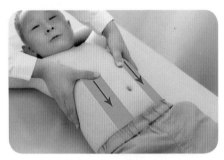

■ 图 5-133　推按胃经皮部(腹部段)

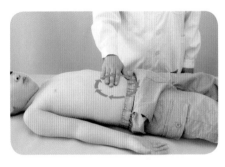

■ 图 5-134　摩建里

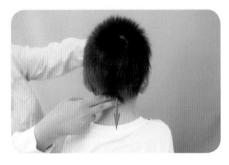

■ 图 5-135　推天柱骨

4. 夹惊呕吐

治法：镇惊止呕

处方：补脾土、揉小天心、掐揉五指节、逆运内八卦、推按胃经皮部（腹部段）、摩建里、推天柱骨

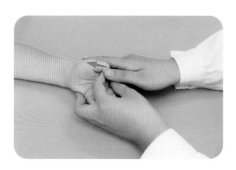

■ 图 5-136　补脾土

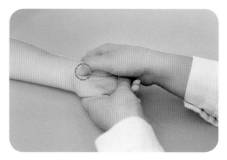

■ 图 5-137　揉小天心

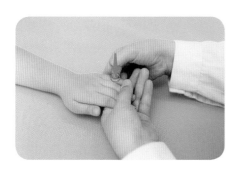

■ 图 5-138　掐揉五指节

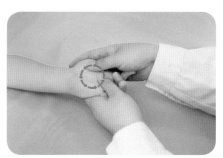

■ 图 5-139　逆运内八卦

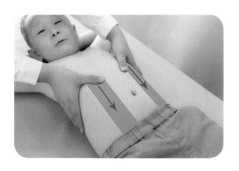

■ 图 5-140　推按胃经皮部（腹部段）

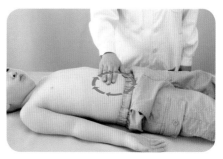

■ 图 5-141　摩建里

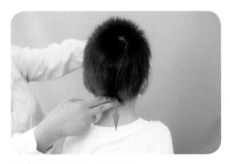

■ 图 5-142 推天柱骨

【术义分析】

小儿呕吐病机总属胃失和降,胃气上逆,病变部位在胃,故治疗的核心操作选用推按胃经皮部(腹部段),内八卦为消法的核心特定穴,摩腹法施于建里穴理气宽中,通而不滞,分型论治中配合施用逆运内八卦、摩建里与推按足阳明胃经皮部腹部段,可起到和胃降逆,行气消食的作用。

"有内伤饮食,填塞太阴,新谷入胃,气不宣通而吐者。"因而小儿积滞呕吐者,在治疗上宜消食导滞,掐四横纹、逆运内八卦、揉板门、分腹阴阳为君,掐四横纹亦为消法代表手法,可消积滞,四者合用以健脾和胃、消食化滞,配合皮部推按足阳明胃经腹部段、摩建里以健脾理气,和胃降逆止呕,佐以泻大肠清利中焦湿热,消导胃肠积滞。

小儿多因外感夏秋湿热之气或过食肥甘而致胃热呕吐,治宜清热和胃,故选用退下六腑、揉板门为君,退下六腑为清肠腑热代表手法,两者合用以清胃泻火,配合逆运内八卦、层按(泻法)中脘、摩建里以理气导滞,推天柱骨具有降逆止呕之特殊功效,与皮部推按足阳明胃经腹部段合用可和胃降逆止呕,佐以揉二人上马养阴和胃。

小儿恣食瓜果生冷,冷积胃脘导致胃寒呕吐,治宜温中散寒,推上三关、揉外劳宫、层按(补法)关元为君,三关、外劳宫为温法的核心特定穴,关元穴性温热,三者合用可温补阳气以疏散寒邪,且手法具有收敛之力,不至温散太过。配合逆运内八卦、推按足阳明胃经皮部、摩建里、推天柱骨以行气降逆止呕,佐以补脾土调和气血。

小儿心怯神弱,当乍见异物或骤闻异声,抑或突然跌仆时容易导致惊恐,惊则气乱,发为呕吐,夹惊呕吐者在治疗上宜镇惊止呕,揉小天心、掐揉五指节为君,小天心与五指节分别为津沽小儿推拿清法与消法的核心特定穴,两者合用可镇惊安神,正如《小儿推拿秘诀》云:"小儿若是受惊吓,五指节掐莫停歇。"配合逆运内八卦、推天柱骨、皮部推按足阳明胃经腹部段、摩建里以行气止呕,佐以补脾土调和气血。

　　【按语】

　　平日里应尤其重视小儿的饮食调护,谨防乳食所伤。施用手法半小时后,小儿可逐渐进食易消化食物。咳嗽引起的呕吐需要积极止咳,咳嗽停止呕吐自然缓解。

六、厌　食

厌食是小儿的一种常见病症,临床以较长时期厌恶进食,食量减少为特征。各年龄儿童均可发病,以 1~6 岁为多见,城市儿童发病率较高;本病可发生于任何季节,但夏季暑湿当令之时,可使症状加重。长期不愈者气血生化乏源,抗病能力下降,影响生长发育而易患其他病证。

《幼科发挥·调理脾胃》云:"儿有少食而易饱者,此胃不受、脾之不能消也。宜益胃之阳,养脾之阴。"小儿厌食病变脏腑在脾胃,胃司受纳,脾主运化,若小儿脾气虚,则运化之力不足,胃阴虚则不知饥,而造成厌食。"乳贵有时,食贵有节",小儿不知饥饱,若看护不当,暴饮暴食喜爱之品,则易食滞胃肠,且损伤脾胃,出现厌食之症。还有部分小儿,因情绪不悦导致食欲不振,小儿肝常有余,肝旺而横逆犯胃克脾,气机失常,脾胃运纳失司,而导致厌食。

在治则上应以调理脏腑为主,整体治疗方法以消法、和法为主,根据不同证型可配以下法、补法、调脏等治法。

【临床表现】

首先小儿厌食需与由其他疾病引起的食欲不振进行区别,其次再分清不同证型,主要根据兼证表现进行判断,食滞胃脘常见嗳气口臭;脾胃气虚常见大便稀薄;胃阴不足常见舌红少苔。其具体临床表现如下:

1. 食滞胃脘

有暴饮暴食史,食积后食量突然减少,嗳气泛恶,口臭,脘腹饱胀或疼痛拒按,大便臭如败卵,舌苔白腻,脉弦滑。

2. 脾胃气虚

长期不思进食,形体消瘦,面色少华,神疲,便溏或完谷不化,舌淡苔薄白,脉缓无力。

3. 胃阴不足

食少饮多,口燥咽干,手足心热,皮肤干燥,烦躁好动,夜卧不安,大便干,小便短少,舌红苔少,脉细数。

4. 肝气犯胃

闷闷不乐,拒食,进食量随情志影响,恶心呕吐,腹胀腹痛,舌淡苔薄,脉弦。

【核心操作】

补脾土、推四横纹、捏脊、运腹

【治疗】

1. 食滞胃脘

治法:消食化积

处方:补脾土、泻大肠、推四横纹、揉板门、逆运内八卦、运腹、捏脊

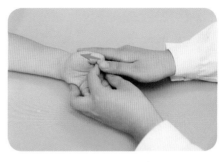

■ 图 5-143　补脾土

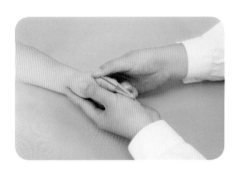

■ 图 5-144　泻大肠

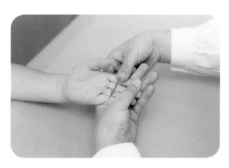

■ 图 5-145　推四横纹

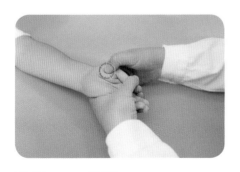

■ 图 5-146　揉板门

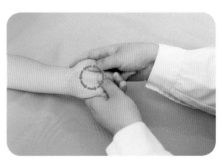

■ 图 5-147　逆运内八卦

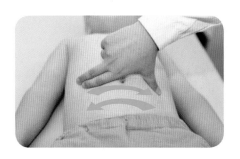

■ 图 5-148　运腹

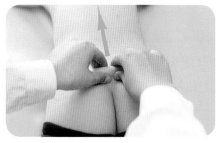

■ 图 5-149　捏脊

2. 脾胃气虚

治法:健脾益气

处方:补脾土、推四横纹、摩关元、运腹、层按(补法)建里、揉足三里、捏脊

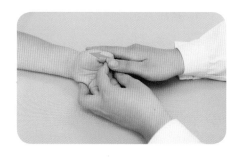

■ 图 5-150　补脾土

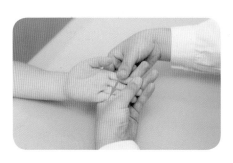

■ 图 5-151　推四横纹

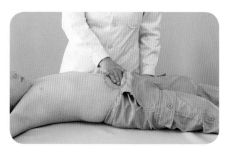

■ 图 5-152　摩关元

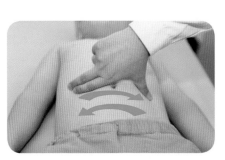

■ 图 5-153　运腹

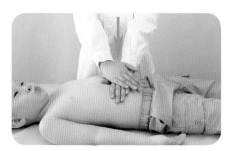

■ 图 5-154　层按(补法)建里

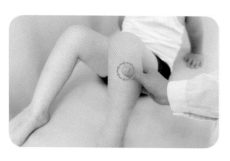

■ 图 5-155 揉足三里

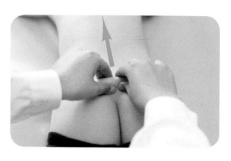

■ 图 5-156 捏脊

3. 胃阴不足

治法:养胃育阴

处方:补脾土、推四横纹、揉二人上马、揉手背、旋揉腹部(逆时针)、运腹、捏脊

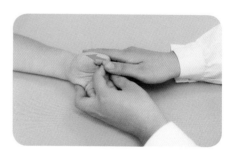

■ 图 5-157 补脾土

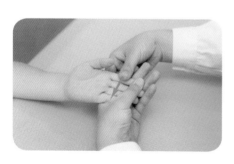

■ 图 5-158 推四横纹

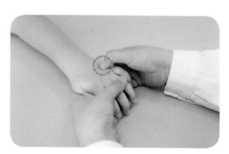

■ 图 5-159 揉二人上马

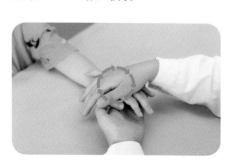

■ 图 5-160 揉手背

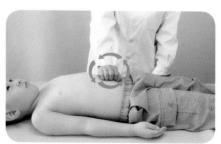

■ 图 5-161 旋揉腹部(逆时针)

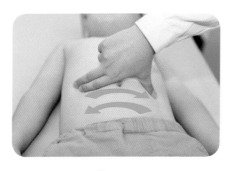

■ 图 5-162 运腹

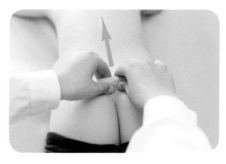

■ 图 5-163 捏脊

4. 肝气犯胃

治法：疏肝和胃

处方：补脾土、泻肝木、推四横纹、运腹、推按肝经皮部（腹部段）、捏脊

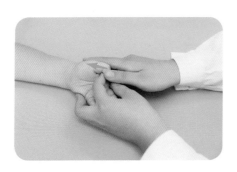

■ 图 5-164 补脾土

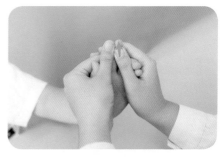

■ 图 5-165 泻肝木

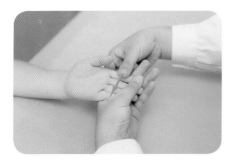

■ 图 5-166 推四横纹

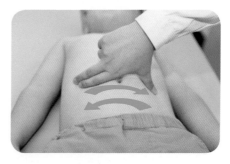

■ 图 5-167 运腹

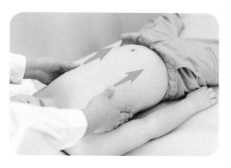

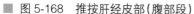

■ 图 5-168　推按肝经皮部（腹部段）

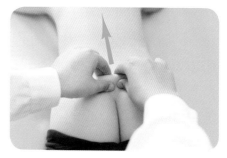

■ 图 5-169　捏脊

【术义分析】

《幼幼新书》言："夫脾者，脏也；胃者，腑也。脾胃二气合为表里，胃受谷而脾磨之，二气平调则谷化而能食。"小儿厌食病机总属脾胃失健，故治宜运脾开胃，核心操作选用补脾土、推四横纹、运腹、捏脊，补脾土以健脾胃、补气血；运腹为小儿腹部推拿手法，有助于健运脾胃；推四横纹和捏脊分别为消法与和法的代表手法，分型论治中配合施用可起到健脾胃、除胀满、和气血的作用。

"饮食自倍，肠胃乃伤"，小儿因乳食过多或进食过急而致饮食积滞于胃中，常表现为食量突然减少，脘腹饱胀或疼痛拒按，治宜消食导滞，掐四横纹、逆运内八卦、揉板门为君，掐四横纹、逆运内八卦皆为消法代表手法，与揉板门合用以加强消食化滞之功，配合补脾土、运腹、捏脊以健脾化湿、理气宽中，调和气血，佐以泻大肠有助于清肠腑，导积滞。

《诸病源候论》指出："脾胃二气俱虚弱，故不能饮食也。"因而小儿脾胃气虚者，在治疗上宜健脾益气，补脾土、摩关元、层按（补法）建里、揉足三里、捏脊为君，诸法合用，益气健脾，使气血生化有源，配合运腹、推四横纹以和胃宽中，行气除胀。

《临证指南医案》言："胃阴虚，不饥不纳。"若小儿素体阴虚，致使胃的受纳腐熟水谷能力减弱，故表现为食欲差，治宜养胃育阴，补脾土、揉二人上马、捏脊为君，其中二人上马为滋阴之核心特定穴，捏脊为和法之代表手法，三者合用可养阴和胃，配合揉手背以养血柔阴，中脘为胃之募穴，以中脘为中心逆时针旋揉腹部可健运脾胃,佐以运腹、推四横纹开胃助运。

　　小儿若突然受惊,或因所欲不遂等,均可导致肝胆之气不舒,乘脾犯胃而造成厌食,治宜疏肝和胃,推四横纹、运腹为君,具有理气和胃助运之功效,配合泻肝木、推按肝经皮部(腹部段)以缓肝急、疏肝气,佐以补脾土、捏脊健运脾胃、调和气血。

　　【按语】

　　饮食上可先从小儿喜欢的食物着手,助开胃。鼓励多食蔬菜和粗粮。平日里需注意精神调护。

七、泄　泻

泄泻是以脾胃功能失调,大便次数增多,粪质稀薄或如水样为主要临床特征的一种脾胃疾病,多发于 2 岁以下的小儿,年龄愈小发病率愈高。本病一年四季均可发生,但以夏秋季节为多。轻者治疗得当,预后良好;重者下泄过度,易见气阴两伤,甚至阴竭阳脱;久泻迁延不愈者,则易转为疳证或出现慢惊风。

小儿发生泄泻的原因以感受外邪、内伤饮食、脾胃虚弱多见,《古今医统·幼幼汇集·泄泻门》云:"泄泻乃脾胃专病,凡饮食、寒、热三者不调此为内因,必致泄泻。"小儿脾常不足,泄泻病变部位在脾胃,《仁斋直指小儿附遗方论·泄泻》指出:"胃为水谷之海,其精英则流布以养脏腑,其糟粕则传送以归大肠。脾胃虚弱,或夹风、夹寒,或伤暑、伤湿,停冷蓄热,冷热不调,泄泻诸证,皆能致之。"小儿为稚阴稚阳之体,其稚阳未充,稚阴未长,易于受损,脾胃受伤,水谷不化,流布及传导失司,而成泄泻。

在治则上应以扶正祛邪、调理脏腑为主,整体治疗方法以调脏为主,根据不同证型分别配以下法、补法、消法。

【临床表现】

小儿泄泻可按粪便的性状与兼证表现,分辨寒热,审查虚实。暴泻者多为实,久泻者多为虚;腹胀痛者多为实,腹喜按喜暖者多为虚;粪便酸臭多属热,粪便清稀不臭多属寒。临床常见四种证型具体表现如下:

1. 寒湿泻

大便清稀多泡沫,色淡不臭,肠鸣腹痛,面色淡白,口不渴,小便清长,舌淡红苔白,脉滑紧,指纹淡红。

2. 湿热泻

腹痛即泻,暴注下迫,粪色黄褐热臭,或见少许黏液,身热,烦躁口渴,小便短赤,肛门灼热而痛,舌红苔黄腻,脉滑数,指纹紫。

3. 伤食泻

腹痛腹胀,泻前哭闹,泻后痛减,大便量多味酸臭,口臭,不思饮食,或伴呕吐酸馊,舌苔厚腻,脉滑,指纹滞。

4. 脾虚泻

大便溏薄,便中带有未消化食物,食后即泻,色淡不臭,时轻时重,面色萎黄,肌肉消瘦,神倦乏力,舌淡苔白,脉缓弱,指纹淡。

【核心操作】

补脾土、旋揉腹部(逆时针)

【治疗】

1. 寒湿泻

治法:散寒化湿

处方:补脾土、泻大肠、推后溪、推上三关、旋揉腹部(逆时针)、拿肚角、推上七节骨、揉龟尾

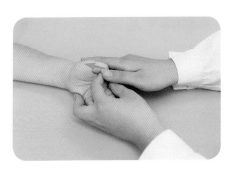

■ 图 5-170　补脾土

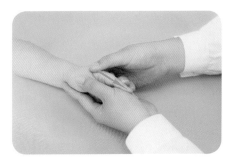

■ 图 5-171　泻大肠

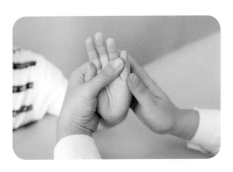

■ 图 5-172　推后溪

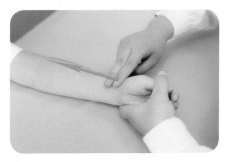

■ 图 5-173　推上三关

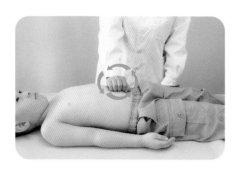

■ 图 5-174　旋揉腹部(逆时针)

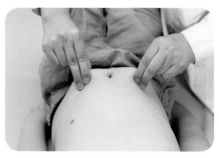

■ 图 5-175　拿肚角

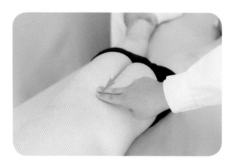

■ 图 5-176　推上七节骨

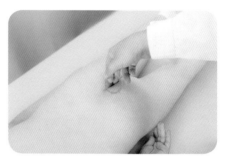

■ 图 5-177　揉龟尾

2. 湿热泻

治法:清热利湿

处方:补脾土、泻大肠、退下六腑、旋揉腹部(逆时针)、拿肚角、推下七节骨、揉龟尾

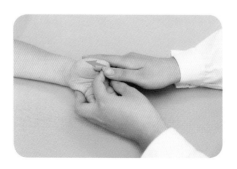

■ 图 5-178　补脾土

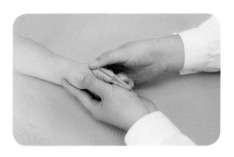

■ 图 5-179　泻大肠

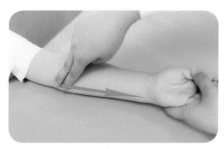

■ 图 5-180　退下六腑

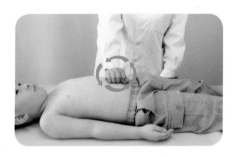

■ 图 5-181　旋揉腹部(逆时针)

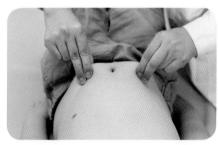

■ 图 5-182　拿肚角

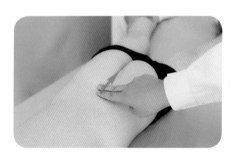

■ 图 5-183　推下七节骨

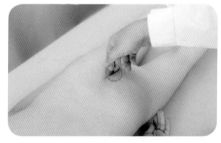

■ 图 5-184　揉龟尾

3. 伤食泻

治法:运脾和胃,消食化滞

处方:补脾土、泻大肠、揉板门、分腹阴阳、旋揉腹部(逆时针)、拿肚角、推下七节骨、揉龟尾

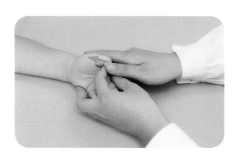

■ 图 5-185 补脾土

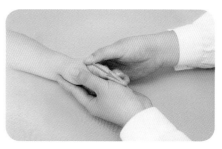

■ 图 5-186 泻大肠

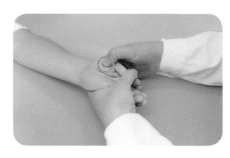

■ 图 5-187 揉板门

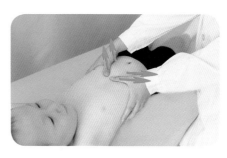

■ 图 5-188 分腹阴阳

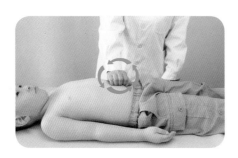

■ 图 5-189 旋揉腹部(逆时针)

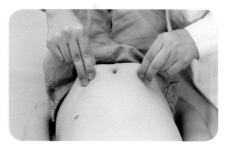

■ 图 5-190 拿肚角

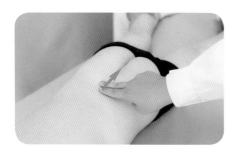

■ 图 5-191 推下七节骨

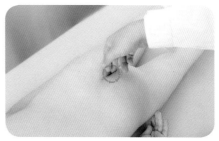

■ 图 5-192 揉龟尾

4. 脾虚泻

治法：健脾益气，助运止泻

处方：补脾土、旋揉腹部（逆时针）、拿肚角、揉足三里、推上七节骨、揉龟尾、捏脊

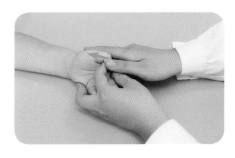

■ 图 5-193　补脾土

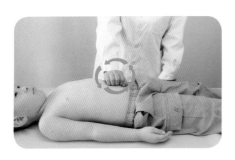

■ 图 5-194　旋揉腹部（逆时针）

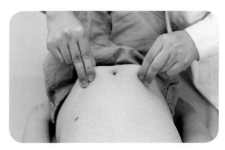

■ 图 5-195　拿肚角

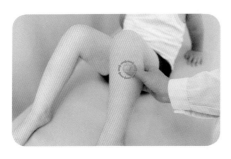

■ 图 5-196　揉足三里

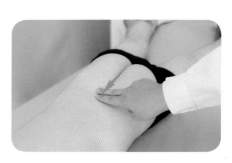

■ 图 5-197　推上七节骨

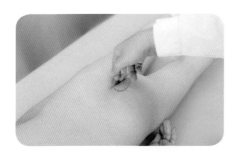

■ 图 5-198　揉龟尾

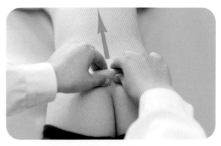

■ 图 5-199　捏脊

【术义分析】

《幼幼集成·泄泻证治》言："夫泄泻之本，无不由于脾胃。"小儿泄泻病机总属脾虚湿盛，治宜运脾化湿，核心操作选用补脾土、逆时针旋揉腹部，补脾土以健运脾胃，逆时针旋揉腹部以涩肠，分型论治中配合施用上述手法可起到止泻的作用。

小儿寒湿泻者因调护失宜而感受风寒之邪，寒邪客于肠胃，与湿邪相合而致中阳被困，运化失职，在治疗上宜散寒化湿，推上三关、推上七节骨为君，推上三关为温法代表手法，温阳以散寒，能帮助祛除体内及体表之寒邪，推上七节骨有温阳止泻之功，进一步加强推上三关散寒作用；配合补脾土、泻大肠以健脾利湿，再以推后溪利小便实大便；佐以拿肚角、揉龟尾行气调中，逆时针旋揉腹部以止泻。

小儿湿热泻多发于夏季，因感受湿热之邪，蕴结肠胃，困阻中焦，湿胜则下注大肠而致泄泻，在治疗上宜清热利湿，退下六腑、推下七节骨为君，两者分别为清法与下法的代表手法，合用以通腑泄热，取"通因通用"之意，祛其湿热之邪则泄泻可止。配合补脾土、泻大肠、揉龟尾以健脾利湿，脾胃健运则升发清阳，佐以拿肚角行气宽中，逆时针旋揉腹部以止泻。

小儿脾胃运化力弱，若调护失宜，喂养不当，饮食失节，过食生冷瓜果或油腻等不易于消化的食物，致伤食泻，在治疗上宜消食化滞，分腹阴阳、揉板门为君，以行气和胃、消食下积；配合拿肚角行气宽中，再以推下七节骨、揉龟尾、泻大肠清肠腑积滞；佐以逆时针旋揉腹部止泻，补脾土以助固护脾胃。

小儿素体脾虚，先天禀赋不足，后天调养失宜，或久病迁延难愈，均可导致脾虚泻，治宜健脾益气，助运止泻，补脾土、揉足三里、捏脊为君，揉足三里穴以益气健脾，助脾胃运化；捏脊则可调和气血，从整体上调整小儿脏腑功能，三者合而用之补脾益气、健脾化湿，配合推上七节骨、揉龟尾可温阳止泻，佐以拿肚角行气宽中，逆时针旋揉腹部以止泻。

【按语】

注意保证饮水。急性泄泻易导致小儿脱水，若皮肤弹性较差、口唇干，应当配合补液治疗。泄泻期间，应当适当控制饮食，以易消化、清淡食物为主。

八、便　秘

便秘是指大便秘结不通,排便间隔时间延长,或欲大便而艰涩难通的一种病症。便秘是儿科临床常见的症状,可单独出现,亦可继发于其他疾病过程中。本病一年四季均可发病,且可发生于小儿各年龄阶段。

小儿便秘与饮食不节、排便习惯、精神因素有关。饮食不节以致胃肠积热,或热病后津液损伤导致肠道燥热,津枯肠燥,大便干涩秘结,难以排出;或先天不足,病后体虚,气血亏损,肠道传送无力,血虚不能滋润肠道导致大便排出不畅。《儿科萃精·二便秘结》记载:"小儿前阴主气,后阴主血。盖膀胱之津液,血所化也,由气而后能出,太阴之传送,气之运也,由血而后能润,此便溺之流通,即气血之根据附。血不化,气不运,则二便秘结。"

在治则上应以标本兼治为主,整体治疗方法以下法为主,根据便秘之虚实又可配以消法、清法、补法等治法。

【临床表现】

小儿便秘多表现为排便困难,常三五日或六七日大便一次,部分小儿大便次数正常,但粪质干燥,坚硬难排,多属于实秘;或时有便意,粪质不干燥,但排出困难多属于虚秘,辨证当分清虚实:

1. 实秘

大便干结甚至如羊粪状,艰涩难出,腹部胀痛,甚者拒按,面赤身热,烦躁不安,口臭唇赤,矢气臭秽,小便短赤,舌红苔黄燥,脉弦实,指纹紫滞。

2. 虚秘

便质不干,排便乏力,努责难下,面唇色白,爪甲无华,形瘦神疲,乏力懒言,啼声低微,舌淡苔薄白,脉细,指纹淡滞。

【核心操作】

泻大肠、推下七节骨、旋揉腹部(顺时针)

【治疗】

1. 实秘

治法：消积导滞，清热通便

处方：泻大肠、揉板门、退下六腑、层按(泻法)中脘、旋揉腹部(顺时针)、拿肚角、推下七节骨

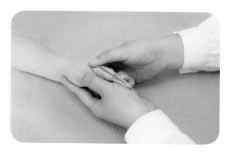

■ 图 5-200　泻大肠

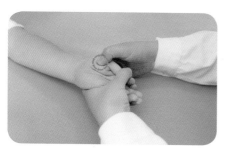

■ 图 5-201　揉板门

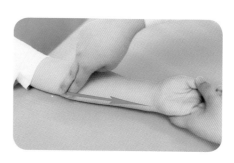

■ 图 5-202　退下六腑

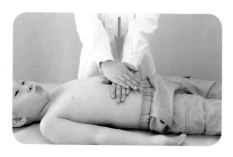

■ 图 5-203　层按(泻法)中脘

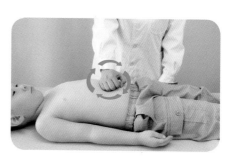

■ 图 5-204　旋揉腹部(顺时针)

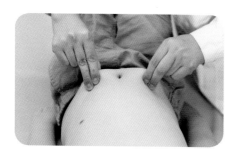

■ 图 5-205　拿肚角

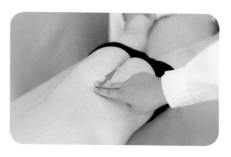

■ 图 5-206　推下七节骨

2. 虚秘

治法:补气养血,润肠通便

处方:补脾土、泻大肠、推上三关、层按(平补平泻法)中脘、旋揉腹部(顺时针)、拿肚角、揉足三里、推下七节骨

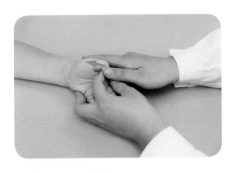

■ 图 5-207　补脾土

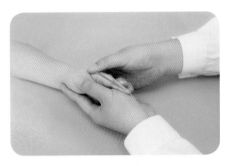

■ 图 5-208　泻大肠

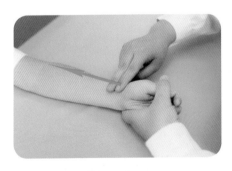

■ 图 5-209　推上三关

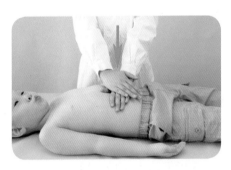

■ 图 5-210　层按(平补平泻法)中脘

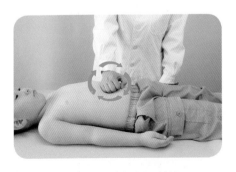

■ 图 5-211　旋揉腹部(顺时针)

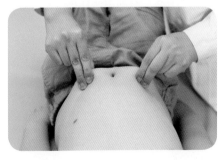

■ 图 5-212　拿肚角

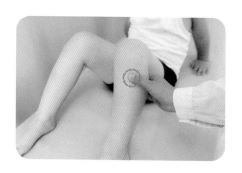

■ 图 5-213 揉足三里

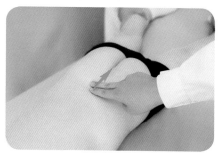

■ 图 5-214 推下七节骨

【术义分析】

《幼幼集成·大便证治》曰："夫饮食之物,有入必有出也。苟大便不通,出入之机几乎息矣。急宜通之,使旧谷去而新谷得入。然有实闭、有虚闭,最宜详审。"小儿便秘病机总属大肠传导失常,但又分虚实,实证为邪滞大肠,腑气闭塞不通,以祛邪为主。虚秘为推动无力,肠燥津亏,以扶正为先。故核心操作为泻大肠、顺时针旋揉腹部、推下七节骨,顺时针旋揉腹部为治疗便秘的特色手法,可以帮助增加胃肠动力以促进排便。泻大肠与推下七节骨皆为下法的代表手法,分型论治中配合施用上述手法可起到清利中焦,行气通便的作用。

小儿脏腑轻灵,易为积滞损伤;小儿虽心智未开,但情志已成,其情志不畅,气机升降失调均可导致大肠传导失常。小儿实秘者多因乳食积滞,气机郁阻所致,主要表现为大便干燥、坚硬,伴有腹痛拒按、面赤身热,在治疗上宜消积导滞、清热通便,泻大肠、推下七节骨、退下六腑为君,六腑为清法的核心特定穴,退下六腑可通腑泄热,三者合用效如大黄,以攻积泄热通便,配合拿肚角、层按(泻法)中脘、顺时针旋揉腹部以行气消积,佐以揉板门可进一步加强消食导滞之功。

小儿脏腑的功能未成,形气未充,若禀赋不足,气血亏少,或后天饮食物不足,致使气血生化无源而致虚秘者,多表现为大便不干,但排出不畅或欲排不出,且伴有神疲乏力之症,在治疗上宜补气养血、润肠通便。补脾土、揉足三里、推上三关为君,足三里为胃的下合穴,补脾土、揉足三里可健运脾胃,使气血生化有源,推上三关助阳化气,配合泻大肠、推下七节骨泻下通便,佐以拿肚角、层按(平补平泻法)中脘、顺时针旋揉腹部行气通便。

【按语】

小儿应养成良好的排便习惯,这样有利于从根本上解决便秘问题。合理饮食,多吃蔬菜和水果,多喝水,以刺激胃肠蠕动。小儿推拿手法应轻柔和缓,便秘病史较长者,需要治疗一段时间。

九、腹　痛

腹痛是指胃脘以下、脐之四旁以及耻骨以上部位发生的疼痛,为小儿常见的临床症状,可见于任何年龄和季节。婴幼儿不能言语,腹痛多表现为啼哭,正如《古今医统·腹痛》言:"凡初生二三个月及一周之内,多有腹痛之患。无故啼哭不已或夜间啼哭之甚,多是腹痛之故。"

小儿腹痛,往往不能正确表达腹痛部位,给临床诊断带来极大的困难。有时因腹痛掩盖病情而造成误诊,因此在诊查小儿腹痛时,应四诊合参,详细检查,以便做出正确诊断。本节所讨论的腹痛是指无外科急腹症的小儿腹痛,这类腹痛主要是以感受寒邪、乳食积滞、脏器虚冷为发病因素。

小儿脾胃薄弱,经脉未盛,易为内外邪干扰。《幼幼集成·腹痛论治》云:"夫腹痛之证,因邪正交攻,与脏气相击而作也。有冷、有热、有虫积、有食积,辨证无讹,而施治必救。"六腑以通降为顺,经脉以流通为畅,凡腹部感受寒邪,胃肠为乳食所伤,或中阳不振,皆可引起气机壅阻、经脉失调,气血凝滞不通而发为腹痛。

在治则上应以标本兼治为主,整体治疗方法以消法为主,根据不同证型可配以温法、补法等治法。

【临床表现】

小儿腹痛主要表现为啼哭、弯腰捧腹,或呻吟不已,但腹部喜暖喜按多属寒邪侵体;腹部拒按,而兼有大便秽臭,多属饮食内伤;病程长,腹痛不甚,多属脾阳损耗。三种证型具体表现为:

1. 寒痛

腹部拘急疼痛,阵阵发作,常于受凉或饮食生冷后发生,痛处喜暖,得温则舒,遇寒痛加,舌淡苔白滑,脉沉弦紧,指纹红。

2. 伤食痛

脘腹胀满,疼痛拒按,不思乳食,伴嗳腐吞酸,或腹痛欲泻,泻后痛减,或时有呕吐,吐物酸馊,粪便秽臭,夜卧不安,时时啼哭,舌淡红苔白厚腻,脉沉滑,指纹紫滞。

3. 虚寒痛

起病缓慢,腹痛绵绵,喜按喜温,反复发作,面色少华,精神倦怠,手足清冷,乳食减少,大便稀溏,舌淡苔白,脉沉缓,指纹淡红。

【核心操作】

补脾土、拿肚角、运腹

【治疗】

1. 寒痛

治法:温中散寒,理气止痛

处方:补脾土、揉一窝风、揉外劳宫、推上三关、运腹、层按(平补平泻法)中脘、揉丹田、拿肚角

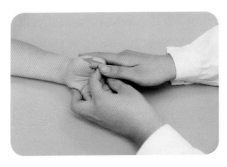

■ 图 5-215　补脾土

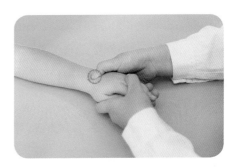

■ 图 5-216　揉一窝风

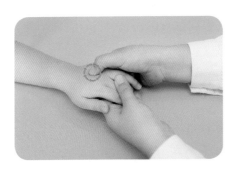

■ 图 5-217　揉外劳宫

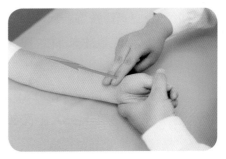

■ 图 5-218　推上三关

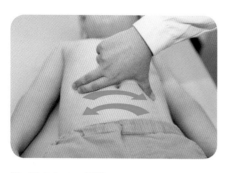

■ 图 5-219　运腹

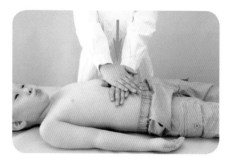

■ 图 5-220　层按(平补平泻法)中脘

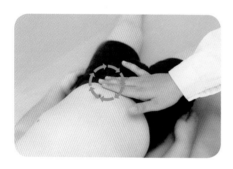

■ 图 5-221　揉丹田

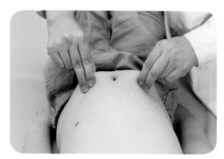

■ 图 5-222　拿肚角

2. 伤食痛

治法:消食导滞,和胃止痛

处方:补脾土、泻大肠、揉板门、推四横纹、摇肘肘、运腹、层按(平补平泻法)中脘、拿肚角

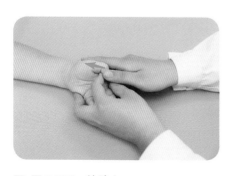

■ 图 5-223　补脾土

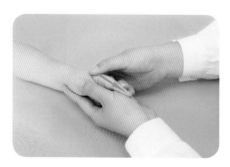

■ 图 5-224　泻大肠

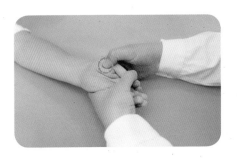

■ 图 5-225　揉板门

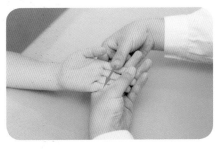

■ 图 5-226　推四横纹

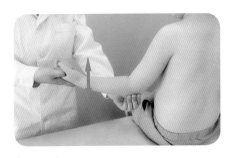

■ 图 5-227　摇肘肘

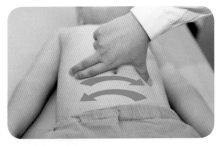

■ 图 5-228　运腹

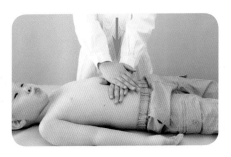

■ 图 5-229　层按(平补平泻法)中脘

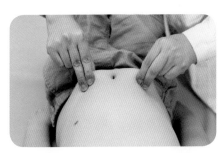

■ 图 5-230　拿肚角

3. 虚寒痛

治法:温中理脾,缓急止痛

处方:补脾土、揉外劳宫、推上三关、运腹、层按(补法)关元、拿肚角、揉命门

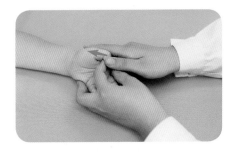

■ 图 5-231　补脾土

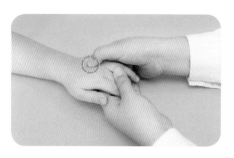

■ 图 5-232　揉外劳宫

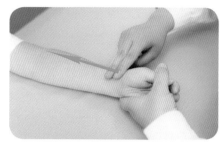

■ 图 5-233　推上三关

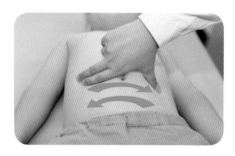

■ 图 5-234　运腹

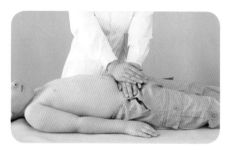

■ 图 5-235　层按（补法）关元

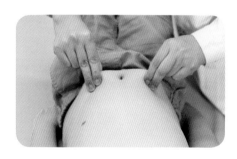

■ 图 5-236　拿肚角

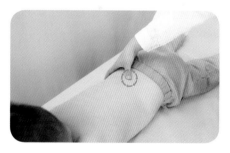

■ 图 5-237　揉命门

【术义分析】

《儿科萃精·腹痛解》言："劳役过甚，饮食失节，中气受伤，寒邪乘虚入客，阳气不通所致，故腹卒然而痛。"小儿腹痛病机总属气机不畅，气血运行受阻，治宜调理气机，故核心操作为补脾土、拿肚角、运腹，补脾土以健脾理气，肚角是消法的核心特定穴，拿肚角的特殊功效为止腹痛，运腹可理气健脾以缓急止痛，分型论治中配合施用上述手法可起到行气止痛的作用。

小儿寒痛者因衣着单薄,腹部受寒,或食生冷之品,使寒邪凝滞,客于肠胃,腹痛较剧,痛处得温则缓,遇冷痛甚,在治疗上宜温中散寒、理气止痛,揉一窝风、揉外劳宫、推上三关为君,以温通经络、疏散寒邪,一窝风、外劳宫、三关皆为温法的核心特定穴,三者合用可增强温中散寒之效。配合补脾土、层按(平补平泻法)中脘、拿肚角、运腹以健脾行气、理气止痛,佐以揉丹田有助于培补元气以温中散寒。

　　小儿脾常不足,易为乳食所伤。故小儿多见因喂养不当或过多食入难克化的食物而致伤食痛,在治疗上宜消食导滞、和胃止痛,泻大肠、揉板门、推四横纹运腹为君,泻大肠与推四横纹分别为下法与消法的代表手法,四者合用可增强消食导滞之功效,配合补脾土、拿肚角、层按(平补平泻法)中脘以健脾行气、和胃止痛,佐以摇䏝肘通经顺气。

　　小儿稚阳未充,久食、过食寒凉之品损伤脾胃之阳,中阳不振,体内寒邪积聚经脉,致使机体失于温煦,虚寒痛者在治疗上宜温中理脾、缓急止痛,揉外劳宫、推上三关、补脾土为君,以温中散寒补虚,揉外劳宫与推上三关均为温法的代表手法,两者合用可加强温热作用,配合拿肚角、运腹以缓急止痛,佐以揉命门、层按(补法)关元,可以起到培补阳气的作用,适用于一切虚寒证候。

【按语】

护理小儿时,应注意腹部保暖,避免感受寒邪。乳贵有时,食贵有节,不宜过食生冷瓜果。

十、夜　啼

夜啼是指小儿经常不明原因夜间烦躁、反复啼哭,间歇发作或持续不已,甚至整夜如此,但白天却如常态的一种病症,俗称"夜哭郎"。多见于新生儿及6个月以内的婴幼儿。本病相当于现代医学的婴幼儿睡眠障碍疾病。新生儿及婴儿啼哭是很正常的事情,是他们表达要求的一种方式,如果小儿哭时声调一致,并无其他特殊临床表现,并且通过喂以乳食、调节冷暖、更换尿布、安抚亲昵之后,啼哭即可停止,则不属于病态。

《诸病源候论·小儿杂病候·夜啼候》中指出"小儿夜啼,脏冷故也。"说出了小儿夜啼的病因之一——脾寒。常因其母素体虚寒,胎儿出生后禀赋不足;或是孕期贪凉,恣食生冷;又或是新生儿护理不当致小儿腹部中寒,因痛而啼,入夜尤甚。《景岳全书》言:"心属火,见火则烦热内生,两阳相搏,故仰身而啼,其证面赤手腹俱暖,口中气热是也。"产妇孕期脾气急躁,或过食辛辣,或过服温热药物,令小儿体内火伏热郁,心火上炎,心神受扰,啼哭不宁。《幼幼集成》言:"神不安而啼者,睡中惊悸,抱母大哭,面色紫黑,盖神虚惊悸。"小儿神气怯弱,见物或闻异声,常致惊恐,惊则扰神,寐中常惊惕不安,因惊而哭闹。

在治则上应以调理脏腑为主,整体治疗方法以调脏、和法为主,根据不同证型可配以温法、补法、清法等治法。

【临床表现】

小儿夜啼有先天因素和后天因素两个方面的原因,一般认为多由脾寒、心热、惊恐等原因引起,多以哭声大小以及兼证表现进行辨别,哭声低弱多属虚寒;哭声洪亮多属心热;而惊恐之症多见喜偎母怀,且有受惊吓史,具体表现如下:

1. 脾寒夜啼

夜间啼哭,哭声低弱,下半夜更甚,面色青白无华,四肢欠温,睡喜蜷卧,腹喜摩按,食少便溏,小便清。舌淡红,苔薄白,脉沉细,指纹淡红。

2. 心热夜啼

夜间啼哭,哭声响亮,见灯火则啼哭更甚,烦躁不安,面赤唇红,身腹俱暖,伴小便短赤,或大便干结。舌尖红,苔薄黄,脉数有力,指纹青紫。

3. 惊恐夜啼

夜间突然啼哭,哭声尖锐,时高时低,时急时缓,表情恐惧,或睡梦中惊惕不稳,神情不安,紧偎母怀,唇与面色乍青乍白,舌脉多无异常变化,或夜间脉来弦数,指纹色青。

【核心操作】

泻肝木、泻肺金、掐五指节、分手阴阳

【治疗】

1. 脾寒夜啼

治法:温脾散寒,行气止痛

处方:补脾土、泻肝木、泻肺金、掐五指节、分手阴阳、揉外劳宫、摩关元、拿肚角

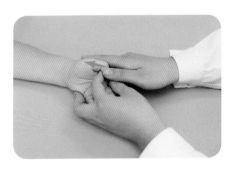

■ 图 5-238　补脾土

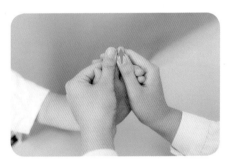

■ 图 5-239　泻肝木

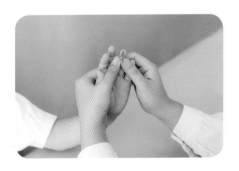

■ 图 5-240　泻肺金

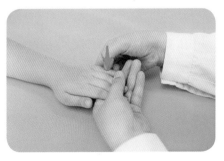

■ 图 5-241　掐五指节

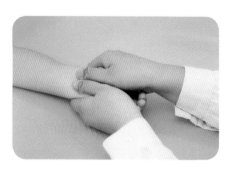

■ 图 5-242　分手阴阳

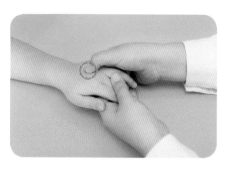

■ 图 5-243　揉外劳宫

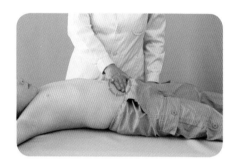

■ 图 5-244　摩关元

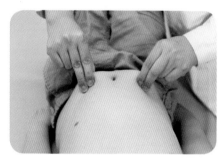

■ 图 5-245　拿肚角

2. 心热夜啼

治法:清心导赤,泻火安神

处方:泻心火、泻肝木、泻肺金、推后溪、揉内劳宫、掐五指节、分手阴阳、清天河水

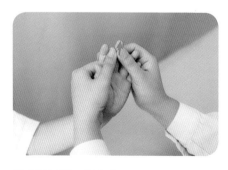

■ 图 5-246　泻心火

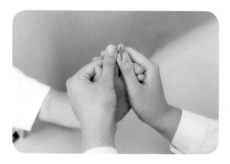

■ 图 5-247　泻肝木

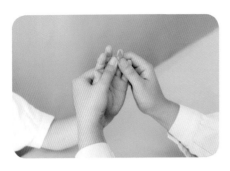

■ 图 5-248　泻肺金

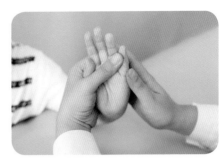

■ 图 5-249　推后溪

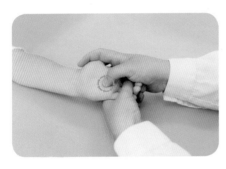

■ 图 5-250　揉内劳宫

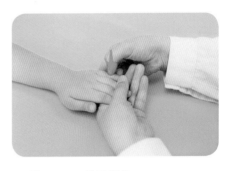

■ 图 5-251　掐五指节

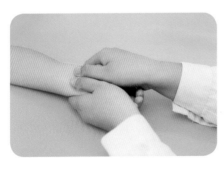

■ 图 5-252　分手阴阳

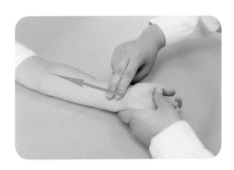

■ 图 5-253　清天河水

3. 惊恐夜啼

治法:定惊安神、补气养心

处方:泻肝木、泻肺金、揉小天心、掐五指节、分手阴阳

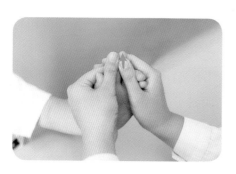

■ 图 5-254 泻肝木

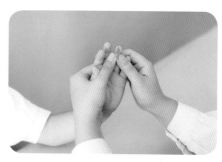

■ 图 5-255 泻肺金

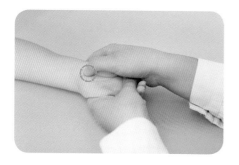

■ 图 5-256 揉小天心

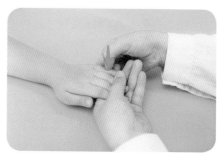

■ 图 5-257 掐五指节

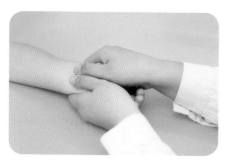

■ 图 5-258 分手阴阳

【术义分析】

《素问·宣明五气》言:"肺藏魄,肝藏魂",故核心操作以泻肺金、泻肝木安魂定魄。"阳入于阴谓之寐,阳出于阴谓之寤。"睡眠与阴阳密切相关,手阴阳是和法的核心特定穴,分手阴阳可平衡阴阳、调和气血;五指节是消法的核心特定穴，而掐五指节是镇惊安神的重要操作，故也均作为治疗夜啼的核心操作之一。

脾喜温而恶寒，受寒后导致腹中气机不畅，不通则痛，小儿腹痛而啼。《丹溪心法·小儿九十四》中有相关论证"阴盛于夜则冷动，冷动则为阴极发燥，寒盛作疼，所以夜啼而不歇。"所以治宜温脾散寒、行气止痛，补脾土、揉外劳宫、摩关元为君，揉外劳宫为温法代表手法，三者合而用之温中散寒力强，配合拿肚角以行气止痛，泻肝木、泻肺金、掐五指节以安魂定魄、镇惊安神，佐以分手阴阳调理寒热。

钱乙在《小儿药证直诀》云："心主惊，实则叫哭发热。"指出"心主惊"，故夜啼主要责之于心，故在治疗心热夜啼宜清心导赤、泻火安神，泻心火、推后溪为君，心与小肠相表里，通过推后溪能清心热，使心经之热自小便而出。配以清天河水、揉内劳宫，清天河水长于清心除烦，《小儿按摩经》中提到："心经有热作痰迷，天河水过作洪池。"该穴清热不伤阴，与揉内劳宫合用可增强清热除烦之功，以安心神。再配合泻肝木、泻肺金、掐五指节以助镇惊安神，佐以分手阴阳调寒热、理气血。

小儿暴受惊恐，惊则伤神，心神不宁，神志不安，因惊而啼，所以治当定惊安神、补气养心。掐五指节、揉小天心为君，两者分别为消法与清法的代表手法，合而用之镇惊安神力强，同时揉小天心亦有清心火之功效，辅以清热镇惊，配合泻肝木、泻肺金以安魂定魄，佐以分手阴阳调和气血。

【按语】

保持卧室安静，晚上定时关灯，养成良好的睡眠习惯，调节室温，避免受凉。孕妇和哺乳期的妈妈应保持心情舒畅，避免受惊吓，不吃辛辣、寒凉食物。脾寒的宝宝要注意保暖，心热的环境不宜过暖，惊恐的要保持环境安静。

十一、汗　证

汗证,是安静状态下,小儿全身或局部无故汗出过多。多见于 5 岁以下小儿,以春夏季节常见。小儿较成人更易出汗,《景岳全书》中就有相关记载:"小儿元气未充,腠理不密,所以极易汗出,故凡饮食过热,或衣被过暖,皆能致汗。东垣诸公云:此是小儿常事,不必治之。"但是如果在正常环境和安静状态下,全身或局部汗出异常,甚可浸湿衣物或是枕头,就属于病态。

《证治准绳》云:"伤于寒热,冷热交争,阴阳不顺,津液走泄……其间有虚实之证。"小儿汗证有虚实之分,虚汗与先天禀赋不足有关,一般自汗以气虚、阳虚为主,如《景岳全书》所言:"自汗者属阳虚,腠理不固,卫气之所司也。"盗汗以阴虚为主,虽分为自汗和盗汗,但小儿多同时兼有,故不必细分。而实证往往是因为饮食积滞,食滞化火或是心脾湿热内蕴。

在治则上应以调理阴阳、扶正祛邪为主,整体治疗方法以调脏、和法为主,根据不同证型配以清法、补法等治法。

【临床表现】

小儿汗证虽多属虚证,但也有实证,当先辨虚实。实证多因邪热迫蒸,故而多伴肤热、口臭等实热之象,虚证则多有虚象。再根据汗出情况进行辨证:肺卫不固多头颈胸汗出;气阴两虚多遍身汗出。其具体临床表现差别如下:

1. 邪热迫蒸

自汗或盗汗,以头部和四肢部为主,汗出肤热,汗液黏稠或色黄染衣,口臭口渴,小便黄少,大便臭秽,舌质红,苔黄或腻,脉滑数,指纹紫滞。

2. 肺卫不固

以自汗为主,或伴盗汗,以头部和肩背部为主,动则益甚,平素易反复感冒,神疲乏力,面色少华,舌质淡,苔薄白,脉虚无力,指纹淡。

3. 气阴两虚

以盗汗为主,或伴自汗,汗出遍身,汗出较多,形体消瘦,神疲乏力,或有低热,或有夜啼,口干,手足心热,舌质淡红,苔少或剥苔,脉细弱或细数,指纹淡。

【核心操作】

泻心火、清肺金、分手阴阳、揉肾顶

【治疗】

1. 邪热迫蒸

治法:清热泻脾

处方:清肺金(以泻为主)、泻心火、泻大肠、揉肾顶、分手阴阳、退下六腑、清天河水、层按(泻法)上脘

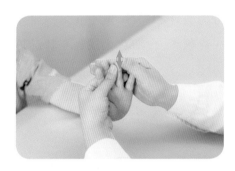

■ 图 5-259　清肺金

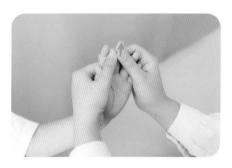

■ 图 5-260　泻心火

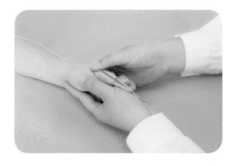

■ 图 5-261　泻大肠

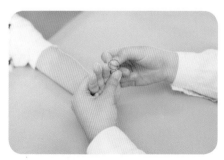

■ 图 5-262　揉肾顶

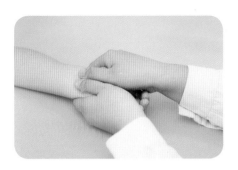

■ 图 5-263　分手阴阳

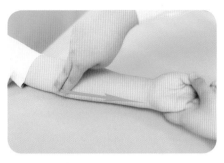

■ 图 5-264　退下六腑

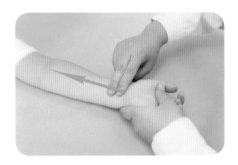

■ 图 5-265　清天河水

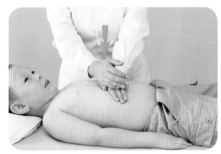

■ 图 5-266　层按（泻法）上脘

2. 肺卫不固

治法：益气固表

处方：清肺金（以补为主）、补脾土、泻心火、揉肾顶、分手阴阳、揉肺俞、层按（补法）中脘

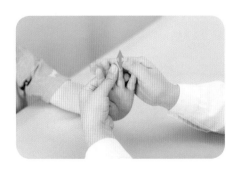

■ 图 5-267　清肺金

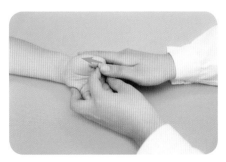

■ 图 5-268　补脾土

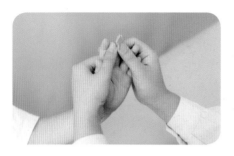

■ 图 5-269 泻心火

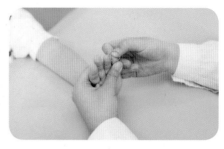

■ 图 5-270 揉肾顶

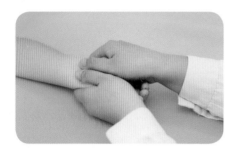

■ 图 5-271 分手阴阳

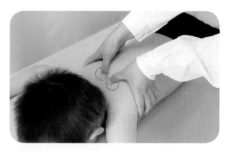

■ 图 5-272 揉肺俞

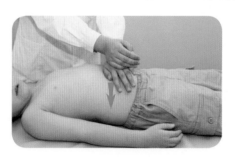

■ 图 5-273 层按(补法)中脘

3. 气阴两虚

治法：益气养阴

处方：清肺金(以补为主)、补肾水、泻心火、揉二人上马、揉肾顶、分手阴阳、摩关元

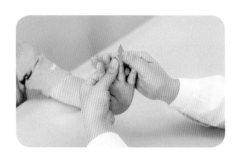

■ 图 5-274　清肺金

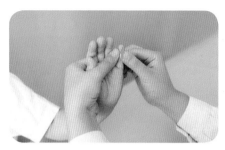

■ 图 5-275　补肾水

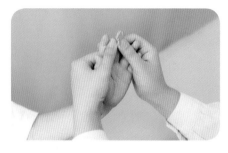

■ 图 5-276　泻心火

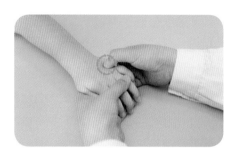

■ 图 5-277　揉二人上马

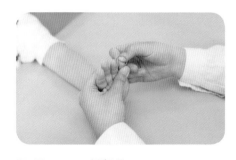

■ 图 5-278　揉肾顶

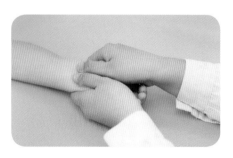

■ 图 5-279　分手阴阳

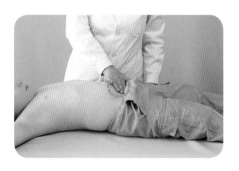

■ 图 5-280　摩关元

【术义分析】

《难经》云："心之液为汗,凡自汗出者,皆心之所主也。"心经积热,迫津外泄而汗出,小儿卫外不固,使汗液漏泄,往往还与肺相关,治疗时还需考虑调肺,故核心操作选用泻心火、清肺金。《素问·阴阳别论》言："阳加于阴谓之汗。"阴阳失调,是导致汗证的根本,故施用分手阴阳以平衡阴阳。肾顶有收敛元气、固表止汗的功效,不论自汗还是盗汗均可运用,因此也作为核心操作。

《景岳全书》中提出了不同证型汗证的治疗原则,"凡全非表证,则或有阳虚而汗者,须实其气;阴虚而汗者,须益其精;火盛而汗者,凉之自愈。"所以对于因邪热炽盛而多汗的小儿,治宜"凉之",清热泻脾。清肺金、泻大肠、退下六腑为君,泻大肠以清泄中焦脾胃积热,六腑穴性寒凉,退下六腑为清法代表手法,三者合而用之通腑泄热力强,配合清天河水、泻心火、层按(泻法)上脘以泻心火之热,且不伤阴,揉肾顶以固表止汗,佐以分手阴阳可起到平衡阴阳的作用。

对于肺卫不固的小儿,应以"实其气"为主,治宜益气固表。清肺金、补脾土、层按(补法)中脘为君,以健脾益气,正如《石室秘录》中所言:"治肺之法,正治甚难,当转治以脾,脾气有养,则土自生金。"肺气不足可通过补脾胃之气达到生肺气的作用。肺俞穴乃肺的背俞穴,配合揉肺俞以调肺气,泻心火以清心泻火,揉肾顶以固表止汗,佐以分手阴阳来平衡阴阳。

气阴亏虚通常发生在热病或是久病之后,气不足无力敛阴,阴虚者阳必凑之,而内热生,以致迫津外泄,法当益气养阴。清肺金、补肾水、揉二人上马、摩关元为君,揉二人上马长于补肾滋阴,摩关元补肾纳气,四者合用以益气固表,养阴生津。配合泻心火以清热,揉肾顶可加强止汗作用,佐以分手阴阳来平衡阴阳。

【按语】

孩子出汗期间,应避风寒,及时擦干。如汗出太多,应及时饮水补液。平素加强锻炼,少食肥甘厚味。

十二、急 惊 风

惊风,是1~5岁小儿常见的一种以抽搐伴神昏为特征的证候,又称"惊厥""抽风",可发生在许多疾病中,一年四季均可发病,一般年龄越小发病率越高。《幼科释谜·惊风》云:"小儿之病,最重惟惊。"其病情凶险,常常危及小儿性命,因此,在古代被医家认定为"恶候"。惊风一般分为急惊风、慢惊风。凡起病急暴、属阳属实者,称为急惊风;凡病久中虚者,称为慢惊风。

急惊风的产生主要由于小儿感受时邪,从火化热,热极生风;或饮食停滞,化火生痰,痰盛蒙蔽清窍,引发惊风。正如《小儿药证直诀·急惊证治》所言:"小儿急惊者,本因热生于心……盖热甚则风生,风属肝,此阳盛阴虚也。"急惊风病位在心、肝二经,而病性多属阳属热。也有小儿乍闻异响或不慎跌仆,因其神气怯弱,而受惊伤神,惊惕不安,心神失守,发为惊风。无论何种病因,都应尽快地控制惊厥,以免损伤大脑。

在治则上应急则治其标,整体治疗方法以消法为主,根据不同证型配以清法、下法等治法。

【临床表现】

对于急惊风要辨明表里,表热则高热惊厥为一过性,退热后抽搐自止;内热则病位在里,热、痰、风三证俱全,高热持续,抽搐反复发作,病情严重。不同证型的临床表现也有所差别:

1. 热极生风

起病急骤,高热神昏,手足抽搐,口渴,面红目赤,皮肤灼热,舌红,苔黄,脉数有力,指纹绛。

2. 痰热积滞

有伤食史,先见纳呆,呕吐,腹痛,便秘,继而发热神昏,随即出现痉厥,喉间痰鸣,舌苔黄厚腻,脉滑数,指纹滞。

3. 惊恐痉厥

平素胆小易惊,夜啼,有惊吓史,发作时惊惕战栗,面色发青,偶有发热,舌苔多无异常变化,脉数。

【核心操作】

泻心火、泻肝木、掐精威

【治疗】

1. 热极生风

治法:祛风退热,凉肝息风

处方:泻心火、泻肝木、水底捞明

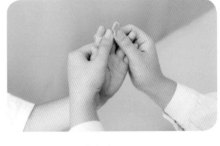

■ 图 5-281　泻心火

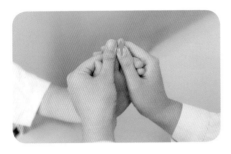

■ 图 5-282　泻肝木

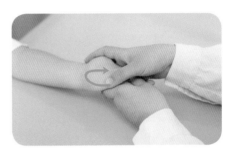

■ 图 5-283　水底捞明月

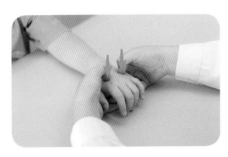

■ 图 5-284　掐精威

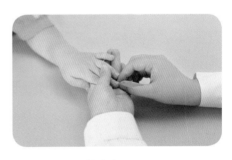

■ 图 5-285　掐十宣

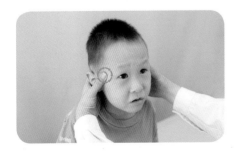

■ 图 5-286　揉太阳

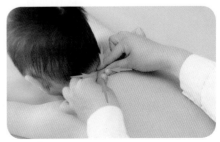

■ 图 5-287　挤大椎

月、掐精威、掐十宣、揉太阳、挤大椎

2. 痰热积滞

治法:消食导滞,涤痰镇惊

处方:泻心火、泻肝木、泻大肠、顺运内八卦、打马过天河、揉掌小横纹、掐精威

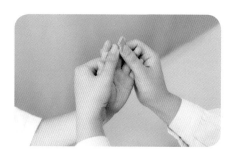

■ 图 5-288　泻心火

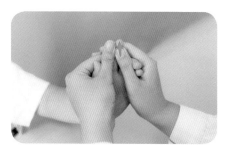

■ 图 5-289　泻肝木

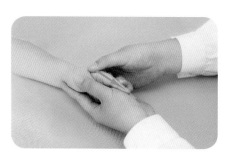

■ 图 5-290　泻大肠

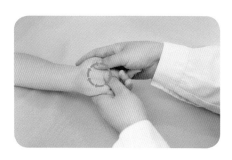

■ 图 5-291　顺运内八卦

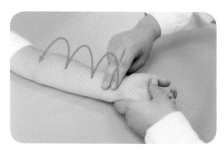

■ 图 5-292　打马过天河

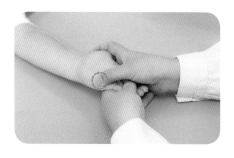

■ 图 5-293　揉掌小横纹

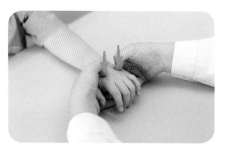

■ 图 5-294　掐精威

3. 惊恐痉厥

治法:镇惊安神,平肝息风

处方:泻心火、泻肝木、揉小天心、掐揉五指节、揉手背、掐精威、拿肩井

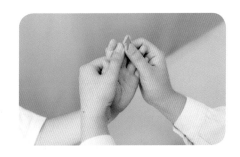

■ 图 5-295　泻心火

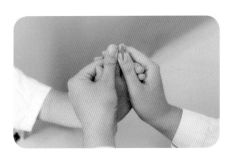

■ 图 5-296　泻肝木

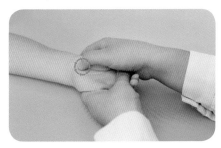

■ 图 5-297　揉小天心

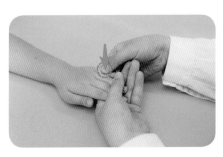

■ 图 5-298　掐揉五指节

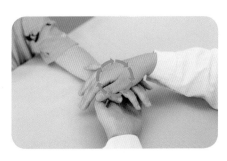

■ 图 5-299　揉手背

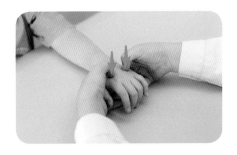

■ 图 5-300　掐精威

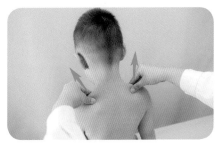

■ 图 5-301　拿肩井

【术义分析】

《幼科全书·惊风》言:"急惊风为实为热,当用凉泻。"由于"心主惊""肝主风",故核心操作中选用泻心火、泻肝木以清泄心肝实火,从而息风止惊。重手法快速掐精威可镇惊醒神、化痰散结,正如《幼科铁镜》所述:"精威拿紧,岂羡牛黄贝母。"因此也作为核心操作。

《东医宝鉴·惊风证》云:"急惊先当定搐,搐由风也,风由热也,搐既已作,方可下热退惊,热若不退,惊亦不散。"定惊当祛风退热,尤其是热极生风之证型,"热去则恶风,风散则不搐",故水底捞明月、揉太阳、挤大椎为君,内劳宫为清法的核心特定穴,水底捞明月可清热凉血以祛内风,揉太阳与挤大椎合用疏风清热,以除外风。配合泻肝木、泻心火以凉肝息风、宁心安神,佐以掐精威、掐十宣以清热醒神开窍。

痰热积滞惊风需在息风镇惊的同时,兼顾对原发病灶——痰食的治疗。《幼科全书·惊风》中云:"凡治急惊风,除伤饮食一证外,不可遂用下药。"故痰热积滞者,泻大肠、打马过天河、顺运内八卦为君,三者分别为下法、清法、消法的代表手法,合而用之以涤荡积热、涤痰散结,配合泻肝木、泻心火以凉肝息风、宁心安神,掐精威以镇惊醒神,佐以揉掌小横纹加强化痰之功。

惊恐痉厥者在治疗上需以镇惊安神为主,故揉小天心、掐揉五指节、掐十宣为君,揉小天心与掐揉五指节分别为清法与消法的代表手法,揉小天心既清心热又安心神,掐五指节可镇惊安神,揉五指节可祛风化痰,如《幼科铁镜》云:"五指节上轮揉,乃祛风之苍术。"配合泻肝木、泻心火以平肝息风、宁心安神,揉手背以养血滋阴,掐精宁、威灵以加强镇惊醒神之功,佐以拿肩井宣通周身气血。

【按语】

有高热惊厥史的小儿,在发热初期,应及时给予退热药物。另外惊风是多种疾病过程中所产生的抽搐症状,因此预防本症的发生,平时应当加强锻炼,提高抗病能力,注意饮食卫生,避免惊吓,减少原发疾病的发生。

<h1 style="text-align:center">十三、慢 惊 风</h1>

慢惊风是相对急惊风而言,急是骤发、实证,慢是徐发、虚证,相对而言,慢惊风病程较长,神昏、抽搐症状相对较轻。因此急、慢惊风的治疗原则完全不同,急则治其标,故而急惊风当先息风;缓则治其本,因此慢惊风重在治本。《幼幼新编》曰:"凡搐频者,风在表也,易治,宜发之。搐稀者,风在脏也,难治,宜补脾。"可知急惊风易治,慢惊风难治,治疗时所需时间较长。

慢惊风多见于大病之后正气大亏,或因急惊风治疗不愈,或禀赋不足脾肾素虚,病后形成慢惊。《景岳全书》云:"小儿慢惊之病,多因病后,或以吐泻,或因误用药饵,损伤脾胃所致。"《医宗金鉴》曰:"慢惊一证,或缘禀赋虚弱,土虚木盛者有之,或由急惊过用峻利之药以致转成此证者有之,发时缓缓搐搦。"均为脾阳不振,土虚木盛而生风,或脾阳受损继而损及肾阳,虚极而生风,因而慢惊风也常被称为"慢脾风",盖因脾虚生风在古代最为多见。还有热病过后,耗伤阴液,肾阴亏损不能涵木,因而阴虚风动。

在治则上应以标本兼治为主,整体治疗方法以补法、和法为主,根据不同证型配以温法、清法等治法。

【临床表现】

对于慢惊风多属虚证,多虚在脾、肾两脏,而引发肝风,因而与脾、肾、肝三脏相关,治疗需辨明具体病位:脾胃虚弱者,纳呆便溏;肾阴虚者,低热虚烦;肾阳不足者,四肢厥冷。不同证型的临床表现有所差别:

1. 土虚木乘

形神疲惫,面色萎黄,嗜睡露睛,四肢不温,阵阵抽搐,大便稀薄,时有肠鸣,舌淡苔白,脉细弱,指纹淡。

2. 脾肾阳衰

面色苍白,精神委顿,口鼻气冷,额汗涔涔,四肢厥冷,手足蠕动震颤,大便清冷,舌质淡,苔白,脉沉细无力。

3. 阴虚风动

虚烦疲惫,面色潮红,低热消瘦,肢体震颤或拘挛,手足心热,大便干结,舌光无苔,脉细弱,指纹淡。

【核心操作】

补脾土、补肾水、泻肝木、捏脊、运腹

【治疗】

1. 土虚木乘

治法:温中健脾,缓肝理脾

处方:补脾土、补肾水、泻肝木、揉手背、推按肝经皮部、揉足三里、捏脊、运腹

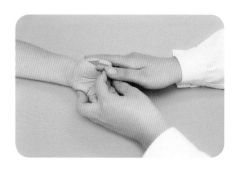
■ 图 5-302　补脾土

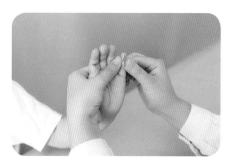
■ 图 5-303　补肾水

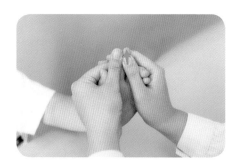
■ 图 5-304　泻肝木

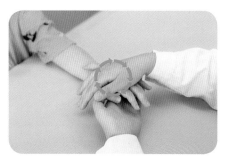
■ 图 5-305　揉手背

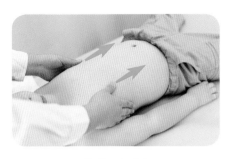

■ 图 5-306　推按肝经皮部

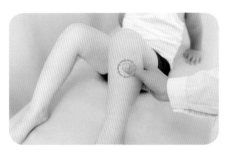

■ 图 5-307　揉足三里

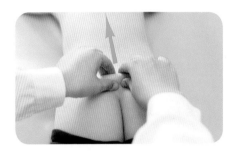

■ 图 5-308　捏脊

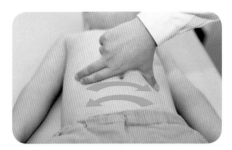

■ 图 5-309　运腹

2. 脾肾阳衰

治法:温补脾肾,回阳救逆

处方:补脾土、补肾水、泻肝木、推上三关、捏脊、揉肾俞、揉命门、揉脾俞、运腹

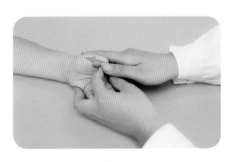

■ 图 5-310　补脾土

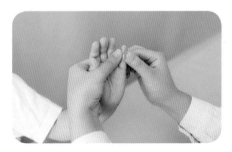

■ 图 5-311　补肾水

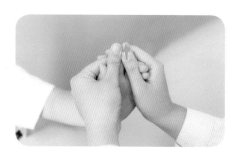

■ 图 5-312　泻肝木

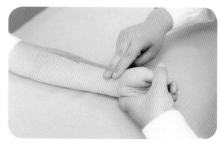

■ 图 5-313　推上三关

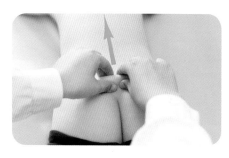

■ 图 5-314　捏脊

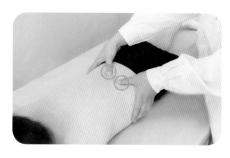

■ 图 5-315　揉肾俞

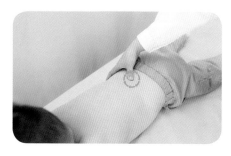

■ 图 5-316　揉命门

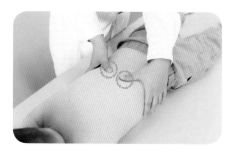

■ 图 5-317　揉脾俞

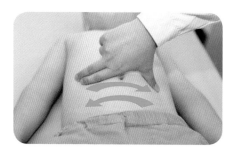

■ 图 5-318　运腹

3. 阴虚风动

治法:育阴潜阳,滋水涵木

处方:补脾土、补肾水、泻肝木、揉二人上马、揉手背、清天河水、揉涌泉、捏脊、运腹

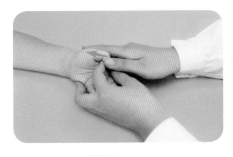

■ 图 5-319　补脾土

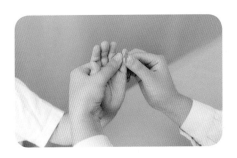

■ 图 5-320　补肾水

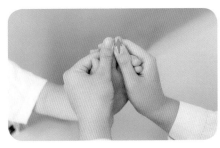

■ 图 5-321　泻肝木

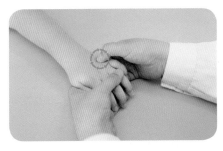

■ 图 5-322　揉二人上马

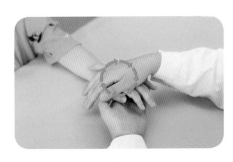

■ 图 5-323　揉手背

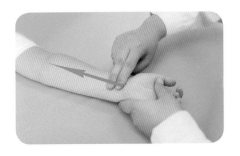

■ 图 5-324　清天河水

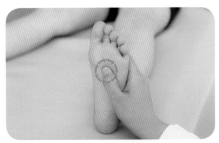

■ 图 5-325　揉涌泉

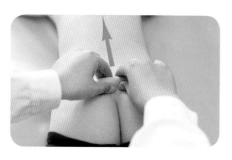

■ 图 5-326　捏脊

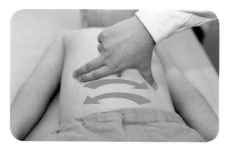

■ 图 5-327　运腹

【术义分析】

慢惊之证多虚在脾、肾,而引起肝风内动。《小儿药证直诀》曰:"凡急慢惊,阴阳异证,切宜辨而治之,急惊合凉泻,慢惊合温补。"故核心操作中选用补脾土、补肾水、泻肝木、运腹以调和脏腑、补虚泻实,从而息风止痉,配合施用捏脊可起到调和气血、调整脏腑功能,扶助患儿正气的作用。

《幼科心法要诀》记载:"更有因吐泻既久,中气大虚,脾土衰弱,肝木乘虚而内生惊风者,名曰慢脾风也。"脾虚肝旺,即土虚木乘,治宜扶土抑木,当用温中健脾,缓肝理脾之法,补脾土、补肾水、揉足三里为君,以健脾益气,温运脾阳,配合揉手背"同乎白芍川芎",可养血柔肝,舒筋止痉,泻肝木、推按足厥阴肝经皮部以缓肝急,运腹以激发脾、肾二经经气,佐以和法之代表手法捏脊理气血、和脏腑。

《万氏秘传片玉心书》云:"慢惊不可医,调元急补脾。渐醒能食吉。常昏不乳危。"可见脾肾阳衰型慢惊风,若阳气衰败,则会出现危重的情况,治疗应当急补脾肾。推上三关、补脾土、补肾水、运腹为君,推上三关为温法代表手法,运腹以激发经脉气血,三者合用以温补脾肾,配合揉脾俞、揉肾俞、揉命门以增强健脾补肾、温补元阳之功,佐以泻肝木平肝息风,捏脊调和气血。

《万氏秘传片玉心书》言:"潮热如不退,只防作慢惊。"若阴液耗伤,肾阴亏损,可能水不涵木,阴虚风动,因而出现阴虚潮热之症,则需防止慢惊风的发生。针对阴虚风动导致的慢惊风,治宜育阴潜阳,滋水涵木,揉二人上马、揉手背、补肾水、揉涌泉为君,揉二人上马与揉手背为补法的代表手法,两者合用滋阴养血力强,同时补肾水、揉涌泉以补肾滋阴,滋水涵木,配合泻肝木以平肝潜阳,清天河水以清虚热,佐以补脾土、运腹、捏脊益气养血通络。

【按语】

慢惊风一证虽病势缓慢,但病情复杂,多属虚属阴,但亦有少数患儿夹痰夹热,可配合参照急惊风痰热积滞证的分型操作治疗。小儿推拿与防治惊风密切相关,第一个小儿推拿专篇名曰《秘传看惊掐惊口授手法论》,专治小儿惊风。但目前慢惊风患儿小儿推拿临床少见。

十四、遗　　尿

遗尿是3周岁以上的小儿在睡眠中小便自遗,醒后方觉的一种病症,多见于10岁以下儿童。3岁以下婴幼儿形体发育未全,尚未养成排尿习惯而尿床者,或学龄儿童因白天玩耍过度、睡前多饮等原因偶发遗尿者,不属病理现象。小儿遗尿大多数属于功能性,少数是器质性病变所致。

遗尿虽病分寒热,证有虚实,但以肾气不足,下焦虚寒最为多见。肾与膀胱相表里,《素问·宣明五气》云:"膀胱不利为癃,不约为遗溺。"肾气不足则下焦气化功能失调,不能约束水道,以致遗尿。另外上焦肺气不足,中焦脾胃虚弱,亦能造成遗尿,所谓"肺虚则不能为气化之主,故溺不禁也(《杂病源流犀烛》)"且"中气不足者,溲便为之变(《灵枢·口问》)"。亦有少数小儿肝经湿热,下移膀胱,以致膀胱失约,夜间时遗。

在治则上应以治病求本、调理脏腑为主,整体治疗方法以调脏为主,根据不同证型配以清法、补法。

【临床表现】

遗尿之症首分虚实,虚者小便清长,实者小便色黄量少。再分下元虚寒或脾肺气虚,一般根据兼证进行区分,下焦虚寒多并见发育迟缓;脾肺气虚多见食欲不振、大便稀溏。根据发病原因的不同,其临床表现有所差别:

1. 肾气不足

睡眠中经常尿床,甚至一夜数次,小便清长,畏寒怕冷,面色苍白,舌质淡苔白滑,脉沉无力。

2. 肺脾气虚

睡中尿床,伴白天尿量频多,易感冒,出汗,食欲不振,大便稀溏,乏力,面色萎黄,舌质淡红,脉沉。

3. 肝经湿热

睡中遗尿,量少色黄,多梦,性情急躁,口渴喜饮,面唇红赤,大便干结,舌红苔黄,脉数有力。

【核心操作】

补肾水、推按肾经皮部、摩下脘

【治疗】

1. 肾气不足

治法：温补肾气

处方：补肾水、揉二人上马、揉百会、层按（补法）关元、摩下脘、推按肾经皮部、揉肾俞、揉命门

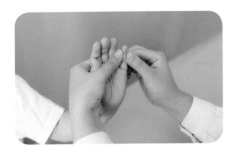

■ 图 5-328　补肾水

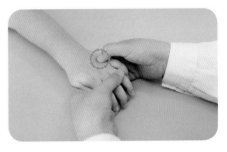

■ 图 5-329　揉二人上马

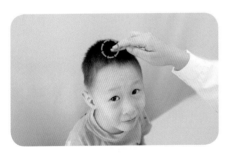

■ 图 5-330　揉百会

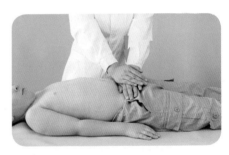

■ 图 5-331　层按（补法）关元

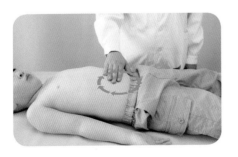

■ 图 5-332　摩下脘

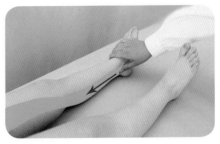

■ 图 5-333　推按肾经皮部

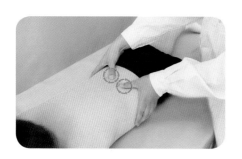

■ 图 5-334　揉肾俞

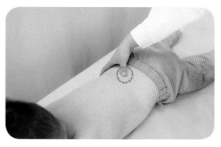

■ 图 5-335　揉命门

2. 肺脾气虚

治法：补肺益脾

处方：补肾水、补脾土、补肺金、揉百会、层按（补法）中脘、摩下脘、推按肾经皮部、揉脾俞、揉肺俞

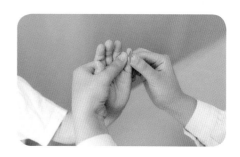

■ 图 5-336　补肾水

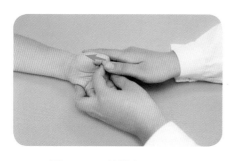

■ 图 5-337　补脾土

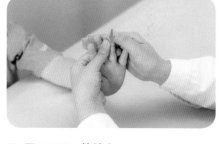

■ 图 5-338　补肺金

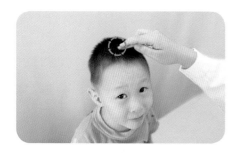

■ 图 5-339　揉百会

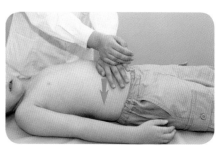

■ 图 5-340　层按（补法）中脘

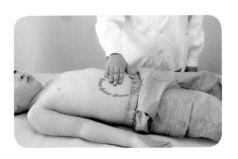

■ 图 5-341　摩下脘

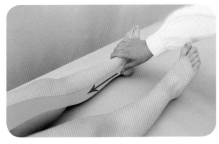

■ 图 5-342　推按肾经皮部

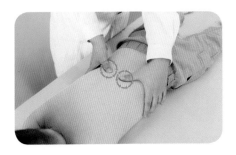

■ 图 5-343　揉脾俞

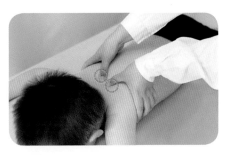

■ 图 5-344　揉肺俞

3. 肝经湿热

治法:清热利湿

处方:补肾水、泻肝木、推后溪、清天河水、摩下脘、推按肾经皮部、推按肝经皮部(腹部段)

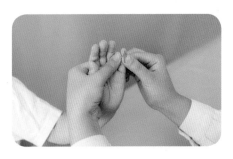

■ 图 5-345　补肾水

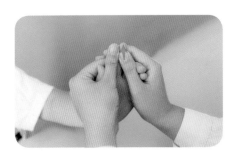

■ 图 5-346　泻肝木

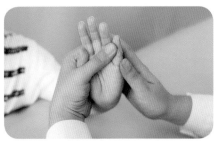

■ 图 5-347　推后溪

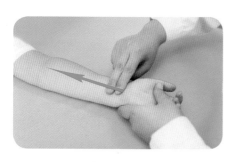

■ 图 5-348　清天河水

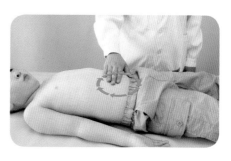

■ 图 5-349　摩下脘

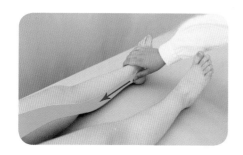

■ 图 5-350　推按肾经皮部

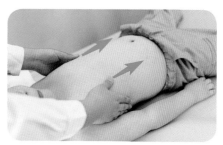

■ 图 5-351　推按肝经皮部（腹部段）

【术义分析】

《幼幼集成》中云："小便自出而不禁者,谓之遗尿;睡中自出者,谓之尿床。此肾与膀胱虚寒也。"肾与膀胱相表里,"膀胱者,州都之官,津液藏焉。"而肾气不足、下焦虚寒多导致膀胱气虚不固,不能约束津液,故核心操作以补肾水、摩下脘温补肾气、固摄下元;以皮部推按足少阴肾经增强肾对水道的制约功能。

肾气不足型遗尿,补肾水、摩下脘、揉命门为君以温补肾气,配以揉二人上马、揉肾俞,揉二人上马为滋补肾阴之要穴,但"无阴则阳无以生","善补阳者,当于阴中求阳",故以层按补法施于关元,可达到温阳化气的作用,以推按足少阴肾经增强固涩作用;佐以揉百会,升阳举陷以止遗。

《素问·经脉别论》云："饮入于胃,游溢精气,上输于脾,脾气散精,上归于肺,通调水道,下输膀胱"脾肺之气正常,水道则通畅。因而脾肺之气不足,也会导致遗尿,针对肺脾气虚型遗尿当以补脾土、补肺金、揉脾俞、揉肺俞为君,以补肺脾之气虚;配以层按(补法)中脘以补中益气,补肾水、摩下脘、揉百会以固本培元、升阳举陷;佐以推按肾经制约水道。

《灵枢·经脉第十》云:"是肝所生病……遗溺、闭癃。"《医学心悟》云:"火性急速,逼迫而遗。"因而针对肝经湿热导致的遗尿,应清泄肝火,故以泻肝木、清天河水、推后溪为君,泻肝木与推后溪合用,以清利湿热,使湿热从小便而解;清天河水可清热除烦,清热而不伤阴。配以推按肝经皮部,以疏泄肝经实火。佐以推按肾经、补肾水、摩下脘以制约水道,不致下利太过。

【按语】

应注意孩子白天午睡,不宜使其过度疲劳。平时少吃流质类食物,睡前2小时不宜饮水。入睡后家长应定时叫醒孩子排尿,使孩子养成按时排尿的习惯。家长发现孩子遗尿后,不要过度训斥,以免孩子过度紧张,加重病情。

十五、尿　频

尿频是以小便次数增多、尿急为特征的一种疾病,属于中医淋证范畴。婴幼儿发病率较高,女孩多于男孩,最常见于尿路感染和白天尿频综合征。婴儿时期因脏腑功能尚不完善,小便次数稍多者,不属病态。

尿频属淋证范畴,如《诸病源候论·小儿杂病诸候》曰:"小儿诸淋者,肾与膀胱热也。"小儿尿频以湿热之邪下注膀胱为多见。也有因脾肾气虚,致使膀胱气化功能失常者,如《素问·脉要精微论》云:"水泉不止者,是膀胱不藏也。"也有少数患儿因久病不愈,损及肾阴,或素体阴虚,肾阴不足,导致阴虚内热,致使小便频数。

在治则上应以治病求本为主,整体治疗方法归属清法、补法范畴。

【临床表现】

尿频有虚实,实证起病较急,小便短赤,淋漓涩痛,或伴发热、腰痛等;虚证小便清长,淋漓不尽,尿时无痛感,入睡后尿量无异常。根据病因及寒热虚实的不同,临床表现有所差别:

1. 湿热下注

小便频数,短少色黄或浑浊,灼热疼痛感,小腹坠胀,哭闹不安,可伴发热、烦躁口渴,舌质红,苔薄腻微黄,脉数有力。

2. 脾肾气虚

尿频病程日久,点滴不尽,尿液清冷,手足不温,食欲不振,大便稀溏,面色萎黄,舌淡或有齿痕,苔薄,脉细无力。

3. 阴虚内热

尿频病程日久,小便量少色黄,低热,手足心热,夜间盗汗,颧红烦躁,咽干口渴,舌红,苔少,脉细数。

【核心操作】

分手阴阳、推按肾经皮部、层按(平补平泻法)下脘

【治疗】

1. 湿热下注

治法：清热利湿

处方：泻心火、推后溪、分手阴阳、清天河水、层按（平补平泻法）下脘、推按肾经皮部、推下七节骨

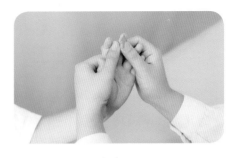

■ 图 5-352　泻心火

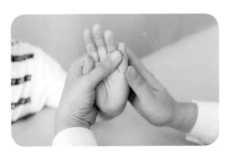

■ 图 5-353　推后溪

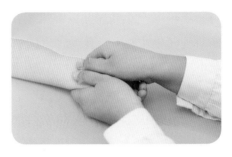

■ 图 5-354　分手阴阳

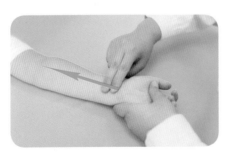

■ 图 5-355　清天河水

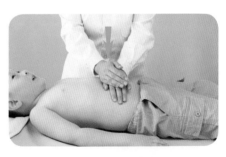

■ 图 5-356　层按（平补平泻法）下脘

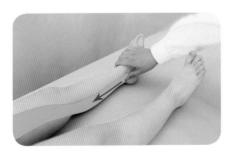

■ 图 5-357　推按肾经皮部

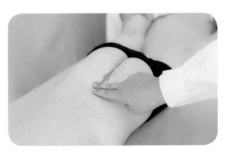

■ 图 5-358　推下七节骨

2. 脾肾气虚

治法:温补脾肾

处方:补肾水、补脾土、分手阴阳、推上三关、层按(平补平泻法)下脘、摩关元、推按肾经皮部

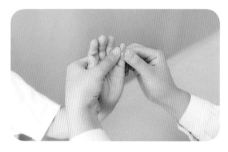

■ 图 5-359　补肾水

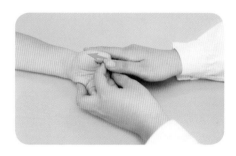

■ 图 5-360　补脾土

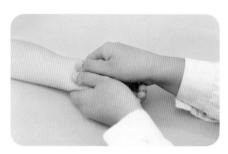

■ 图 5-361　分手阴阳

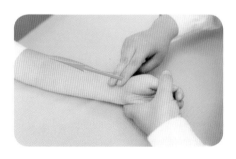

■ 图 5-362　推上三关

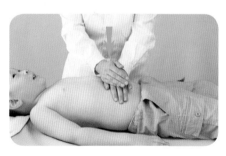

■ 图 5-363　层按(平补平泻法)下脘

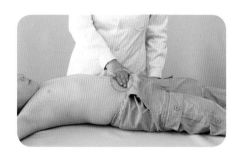

■ 图 5-364　摩关元

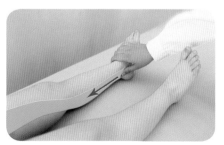

■ 图 5-365　推按肾经皮部

3. 阴虚内热

治法:滋阴清热

处方:补肾水、泻心火、揉二人上马、清天河水、分手阴阳、层按(平补平泻法)下脘、推按肾经皮部、揉涌泉

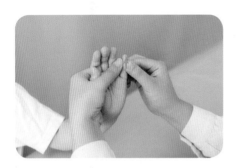

■ 图 5-366　补肾水

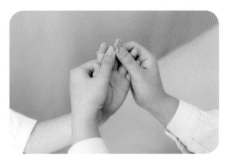

■ 图 5-367　泻心火

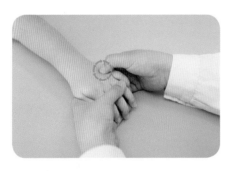

■ 图 5-368　揉二人上马

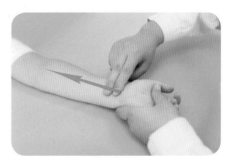

■ 图 5-369　清天河水

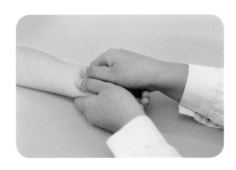

■ 图 5-370　分手阴阳

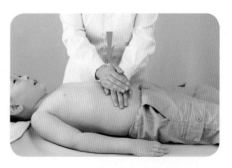

■ 图 5-371　层按(平补平泻法)下脘

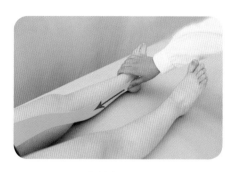

■ 图 5-372　推按肾经皮部

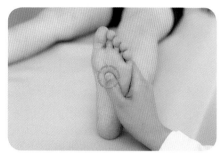

■ 图 5-373　揉涌泉

【术义分析】

尿频多虚实混杂,正如《丹溪心法》所云:"诸淋所发,皆肾虚而膀胱生热也。"因而核心操作以泻为主,以补为辅,以分手阴阳调和阴阳,调理寒热;层按之平补平泻法施于下脘可调节肾脏气化功能,按皮部足少阴肾经,增强肾脏所主功能作用,以补益肾气,亦有助于清利下焦湿热。

《诸病源候论·小便数候》:"小便数者,膀胱与肾俱有客热之乘故也。"膀胱与肾主水液代谢,两经客热,则水行数,膀胱失约,故针对这种湿热下注型尿频,需清泄湿热,以泻心火、推后溪、推按肾经为君,清心火、利湿热;配以清天河水增加清热之力;佐以推下七节骨以降为泻,助推后溪清利湿热之邪;层按(平补平泻法)下脘助气化;以分手阴阳调和阴阳寒热。

小儿先天不足或尿频之证迁延日久,则虚实混杂以虚为主,脾肾气虚多见,气不化水,故小便频数,而针对这种以脾肾气虚为主的尿频,治宜益气补肾,故以补脾土、补肾水为君,共同达到补益脾肾的作用;配以推上三关、摩关元以温补命门,培元固本,以固涩水道;佐以层按(平补平泻法)下脘、推按肾经助肾脏功能恢复,再以分手阴阳调和阴阳,调理寒热。

另外淋证日久则伤阴,阴亏虚热内生,而又至尿频、尿短、尿赤,针对阴虚内热型尿频,以补肾水、揉二人上马为君,以滋补肾阴;配以泻心火、清天河水清心火、清虚热,并以推按肾经调整肾经功能;佐以层按(平补平泻法)下脘助肾气化,分手阴阳调和阴阳,揉涌泉滋补肾阴、引火归原。

【按语】

　　注意卫生,勤换尿布、勤换内裤,防止外阴部感染,尽量不穿开裆裤,不坐地玩耍。注意饮食,适当增加营养,加强锻炼。若属于湿热下注证型,尿常规检查发现存在感染,可辅以药物治疗。

十六、五 迟 五 软

五迟五软是小儿成长发育障碍性疾病。五迟为立、行、语、发、齿迟;五软为头项、口、手、足、肌肉软。五迟五软病症既可单独出现,也可同时存在。其是古代医家对小儿局部和全身发育异常的临床观察与总结,包含现代医学所指的脑发育不全、智力低下、脑瘫、严重营养不良等。

五迟五软的发病原因主要由先天不足,或后天失养,或病后失调多见。《医宗金鉴·幼科心法》云:"小儿五迟之病,多因父母气血虚弱,先天有亏,致儿生下筋骨软弱,行步艰难,齿不速长,坐不能稳,皆肾气不足之故。"而《婴童百问·五软》提出五软病名"五软者,头软、项软、手软、脚软、肌肉软是也"。小儿因先天不足或后天失养,致使精血不足,脑髓失充,五脏六腑、筋骨肌肉、四肢百骸失养,形成亏损之证。脑为元神之府,脑髓不充,神失其聪,导致智力低下,反应迟钝,语言不清,咀嚼无力,时流涎水,四肢无力,手软不能握持,足软不能站立。或难产、产伤,颅内出血损伤脑络,痰浊瘀血阻滞,脑髓失养,导致五迟五软。

在治则上应以调理脏腑为主,整体治疗方法以补法为主,根据不同证型可配以消法。

【临床表现】

五迟五软涉及多部位、多脏腑,机制复杂,辨证时首辨脏腑,立迟、行迟、齿迟、头项软、手足软,主要在肝、脾、肾不足;语迟、发迟、肌肉软、口软,主要在心、脾不足。而脑瘫、智力低下常兼有痰浊瘀血阻滞心经脑络。其不同证型具体表现如下:

1. 肝肾亏虚

坐立、行走、生齿等明显迟于正常同龄小儿,头项萎软,手足无力,头型方大,目无神采,反应迟钝,囟门迟闭,胆怯易惊,夜卧不安,舌质淡,苔少,脉沉细,指纹淡。

2. 心脾两虚

语言发育迟滞,肢体软弱,肌肉松弛,神情呆滞,智力低下,发稀萎黄,口角流涎,咀嚼无力,面色苍白,神疲乏力,食少不化,唇淡,舌淡胖苔薄白,脉细无力,指纹淡。

3. 痰瘀阻滞

失聪失语,反应迟钝,动作不自主,口流痰涎,喉间痰鸣,舌体胖大有瘀斑瘀点,脉沉涩或滑,指纹暗滞。

【核心操作】

补肾水、补脾土、捏脊

【治疗】

1. 肝肾亏虚

治法:滋补肝肾、填精补髓

处方:补肾水、补脾土、揉二人上马、摩关元、推按肝经皮部、捏脊、揉肾俞

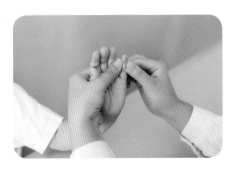

■ 图 5-374　补肾水

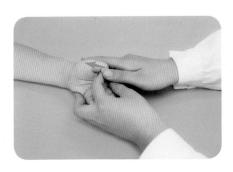

■ 图 5-375　补脾土

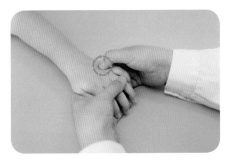

■ 图 5-376　揉二人上马

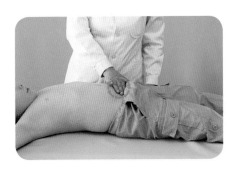

■ 图 5-377　摩关元

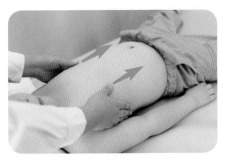

■ 图 5-378　推按肝经皮部

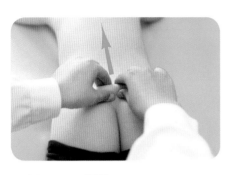

■ 图 5-379　捏脊

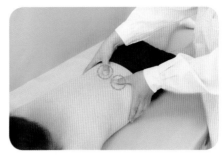

■ 图 5-380　揉肾俞

2. 心脾两虚

治法：健脾养心，补益气血

处方：补肾水、补脾土、推上三关、揉足三里、层按（补法）中脘、捏脊

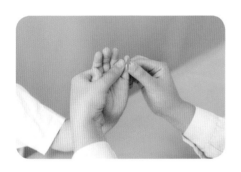

■ 图 5-381　补肾水

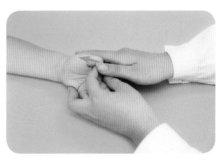

■ 图 5-382　补脾土

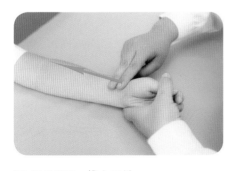

■ 图 5-383　推上三关

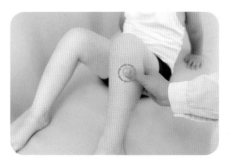

■ 图 5-384　揉足三里

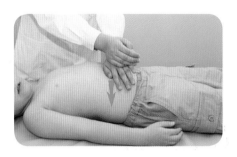

■ 图 5-385 层按(补法)中脘

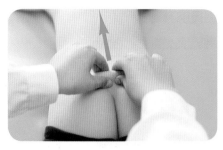

■ 图 5-386 捏脊

3. 痰瘀阻滞

治法:涤痰开窍,活血通络

处方:补肾水、补脾土、揉掌小横纹、掐四横纹、揉百会、推按膀胱经皮部(头部段)、捏脊

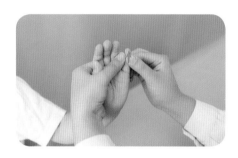

■ 图 5-387 补肾水

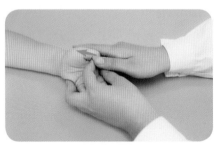

■ 图 5-388 补脾土

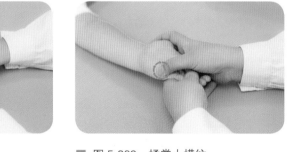

■ 图 5-389 揉掌小横纹

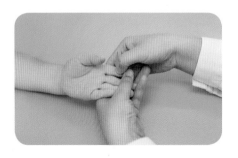

■ 图 5-390 掐四横纹

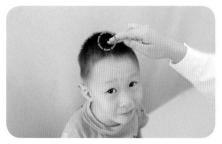

■ 图 5-391 揉百会

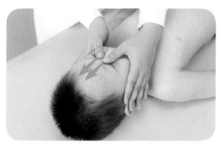

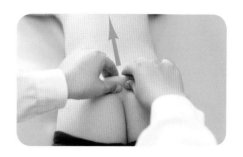

■ 图 5-392　推按膀胱经皮部（头部段）　　■ 图 5-393　捏脊

【术义分析】

宋代《小儿卫生总微论方·五气论》分"五气论"描述"语晚、行迟、肉瘠、解颅"，认为"脾气弱而肉瘠，肾气怯而解颅"，虽无"软"字样的出现，但是已认识到小儿脾、肾之不足导致发育的迟缓和落后。故核心操作为补脾土、补肾水，以补益先天之本"肾"及后天之本"脾胃"。捏脊则可疏通经脉、调理气血、培补元气。

《万氏秘传片玉心书》曰："行迟者，何也？……此由肾与肝俱虚得之。盖肝主筋，筋弱而不能早行；肾主骨，骨弱而不坚。"因而肝肾亏虚型患儿，应治以滋补肝肾，以补肾水、摩关元、揉肾俞、揉二人上马为君，以培肾固本，填精益髓；配合补脾土以后天补先天，推按足厥阴肝经皮部以滋水涵木、养肝强筋；佐以捏脊调和气血、调整脏腑。

《婴童百问》言："治小儿心气不足，五六岁不能言，心之声为言，儿稍长合语而迟。"心脾两虚小儿宜发为语迟、肌肉软，治以健脾养心，补益气血。故以补脾土、补肾水、捏脊为君，补脾益肾、固本培元；配合推上三关、揉足三里，以健脾益气；佐以层按（补法）中脘调整脾胃功能，壮大气血生化之源。

若脑病后遗症、先天性脑缺陷、颅脑产伤或外伤史者，兼见痰湿内盛、瘀血阻滞之象，则考虑为痰瘀阻滞，治以涤痰开窍，活血通络。当以揉掌小横纹、掐四横纹为君，以化痰理气、消瘀祛痰；配以揉百会、推按头部经脉以活血通络祛瘀，配以补脾土、补肾水以补脾益肾；佐以捏脊调和气血脏腑。

【按语】

本病宜早发现、早诊断、早治疗，年龄越小，疗效越好，推拿治疗五迟五软有一定疗效，但本病是儿科难治证候之一，其病程长，需长期坚持。在治疗本病时还应辅以语言交流，帮助患儿开启心智，并应排除社会、家庭的不良影响。

十七、胎　黄

胎黄是以婴儿出生后全身皮肤、巩膜发黄为特征。凡婴儿出生后 2~3 天出现黄疸,出生后 10~14 天自行消退(早产儿时需时间稍长),且无其他临床症状者,此为生理性胎黄,不需要治疗。若于生后 24 小时内即出现黄疸,2~3 周后仍不消退,甚至继续加深,或黄疸退而复现,或于生后 1 周甚至数周后始出现黄疸,临床症状较重,精神萎靡,食欲不振者,此为病理性胎黄。

早在隋唐时期中医学就对生理性胎黄有了很深的认识,《诸病源候论》指出:"小儿在胎,其母脏气有热,熏蒸于胎,至生下小儿体皆黄,谓之胎疸也。"而病理性胎黄分为阳黄阴黄。阳黄如《景岳全书》所言:"阳黄证,因湿多成热,热则生黄,此即所谓湿热证也。"系湿热熏蒸所成,临床最为常见。《临证指南医案》说:"阴黄之作,湿从寒化,脾阳不能化湿,胆液为湿所阻,渍于脾,浸淫肌肉,溢于皮肤,色如熏黄。"可见阴黄多为寒湿阻滞。此外,亦有因胎儿先天缺陷,胆道不通,胆液横溢肌肤,因而发黄,不是小儿推拿适宜范畴,当手术治疗。

在治则上应以治病求本为主,整体治疗方法以下法为主,根据寒热配合清法、温法。

【临床表现】

胎黄,首先辨别生理性、病理性,生理性无需治疗。病理性胎黄,要辨其阴阳。阳黄多病程短,黄色鲜明;阴黄多病程长,黄色晦暗。其具体临床表现如下:

1. 湿热熏蒸

面目皮肤发黄,颜色鲜明如橘皮,精神疲倦,不欲吮乳,或大便秘结,小便短赤,舌红苔黄。

2. 寒湿阻滞

面目皮肤发黄,颜色淡而晦暗,或黄疸日久不退,神疲身倦,四肢欠温,纳少易吐大便溏薄灰白,小便短少,甚或腹胀、气短,舌淡苔白腻。

【核心操作】

泻大肠、推后溪、推下七节骨、推按胆经皮部

【治疗】

1. 湿热熏蒸

治法:清热利湿,利胆退黄

处方:泻大肠、推后溪、清天河水、退下六腑、推下七节骨、推按胆经皮部

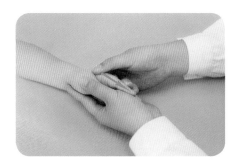

■ 图 5-394　泻大肠

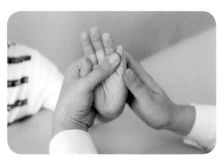

■ 图 5-395　推后溪

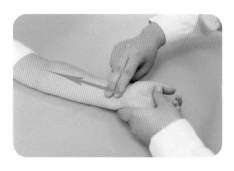

■ 图 5-396　清天河水

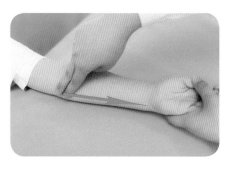

■ 图 5-397　退下六腑

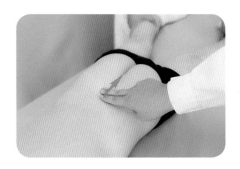

■ 图 5-398　推下七节骨

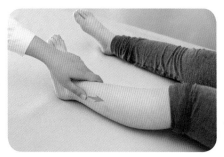

■ 图 5-399　推按胆经皮部

2. 寒湿阻滞

治法:温中化湿,益气健脾

处方:泻大肠、推后溪、揉一窝风、推上三关、推下七节骨、推按胆经皮部、摩关元、揉足三里

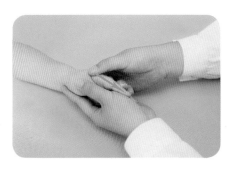

■ 图 5-400　泻大肠

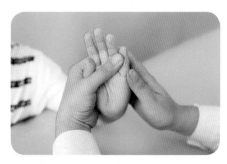

■ 图 5-401　推后溪

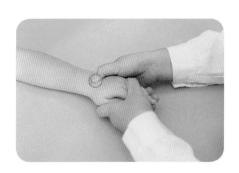

■ 图 5-402　揉一窝风

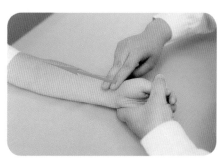

■ 图 5-403　推上三关

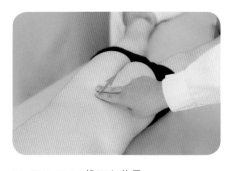

■ 图 5-404　推下七节骨

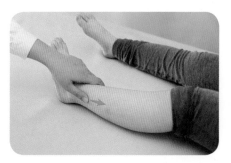

■ 图 5-405　推按胆经皮部

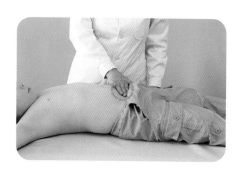

■ 图 5-406　摩关元

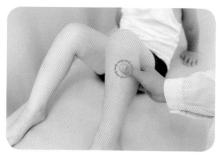

■ 图 5-407　揉足三里

【术义分析】

不管阳黄阴黄都是从湿而发病,正如《金匮要略》所言:"然黄家所得,从湿得之。"因而核心操作主要针对水湿之邪,而在分型操作中针对寒热进行调整。《景岳全书》:"而湿热果盛者,直宜清火邪,利小便,湿热去而黄自退,治此者本无难也。"因而选用泻大肠、推后溪、推下七节骨,是水湿之邪从大小便而解,再以推按足少阳胆经皮部,调整肝胆疏泄功能。

《医宗金鉴》曰:"胎黄者,遍体面目皆黄,其色如金,乃孕妇湿热太盛,小儿在胎受母热毒,故生则有是证也。法当渗湿清热。"针对湿热熏蒸之阳黄,以清天河水、退下六腑为君,以清脏腑之热。配以泻大肠、推后溪、推下七节骨以利湿,佐以推按足少阳胆经清泄胆经湿热。

《景岳全书》曰:"阴黄证,多由内伤不足,不可以黄为意,专用清利。但宜调补心脾肾之虚,以培血气,血气复则黄必尽退。"因而针对寒湿阻滞之阴黄,除清利湿邪之外,需以揉一窝风、摩关元、推上三关为君,以温养脾肾之阳;配以揉足三里健运脾胃,利湿退黄,泻大肠、推后溪、推下七节骨以利湿;佐以推按足少阳胆经调整疏泄。

【按语】

妊娠期间注意饮食卫生,忌酒和辛热之品,不可滥用药物。婴儿出生后即宜密切观察皮肤黄疸情况,注意过早出现或过迟消退,或黄疸逐渐加深,或黄疸退后复现等情况,以便及早考虑病理性胎黄的诊断。

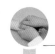

十八、鼻　炎

鼻炎是指因鼻腔黏膜和黏膜下组织炎症而致鼻塞、流涕、喷嚏等鼻部症状的一种疾患。小儿鼻腔发育不完善,受风邪、雾霾、粉尘、花粉、毛发等外邪侵袭时,易引发鼻炎。本病属于中医学中的"伤风鼻塞"及"鼻窒"等范畴。

巢元方《诸病源候论》云:"夫津液涕唾得热即干燥,得冷则流溢不能自收,肺气通于鼻,其脏有冷,冷随气入,乘于鼻,故使津液不能自收。"又有《片玉心书·鼻病门》云:"鼻为肺之窍,鼻塞者,盖肺气不通于窍。然肺主皮毛,风寒外感,则肺气壅闭而鼻塞。"肺为娇脏,不耐寒热,当患儿肺虚卫弱时,风邪异气从口鼻、皮毛乘虚侵袭而发病,出现鼻塞、流涕等症状。本病病位虽在肺,但"脾为生痰之源,肺为贮痰之器",小儿脾常不足,运化失职,聚湿成痰,痰湿上扰,也会阻塞鼻窍。而若鼻塞病程日久,母病及子,由肺及肾,终致肺肾气阴两虚,气阴两虚导致的卫外不固,导致鼻塞之症反复发作。

在治则上应以标本兼治为主,整体治疗方法以汗法为主,根据本病的不同证型可配以消法、补法等治法。

【临床表现】

鼻炎以长期鼻塞不通为主要临床特征,辨证主要根据病程长短和兼证表现。一般实证多病程短,虚证病程较长,不同证型的具体临床表现如下:

1. 风邪犯表

鼻塞病程短,恶风,鼻痒,流涕,喷嚏,晨起、进餐或温差大时发病或加重,舌淡红,苔薄白或微黄,指纹浮,脉浮。

2. 痰湿阻窍

鼻塞重,鼻音重,鼻涕浓稠,或伴咳嗽、气喘、痰鸣,舌淡胖,苔腻,指纹滞,脉滑。

3. 气阴两虚

鼻塞病程长,或反复发作,神疲,易感冒,少气懒言,胆怯,口干,咽喉不爽,夜啼心烦,舌淡,花剥苔,指纹淡,脉细无力。

【核心操作】

清肺金、黄蜂入洞、揉迎香、推按胃经皮部(面部段)

【治疗】

1. 风邪犯表

治法:祛风散邪

处方:清肺金(以泻为主)、黄蜂入洞、推按胃经皮部(面部段)、揉迎香、揉风池

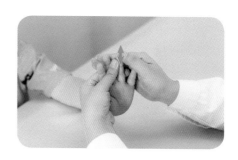

■ 图 5-408　清肺金

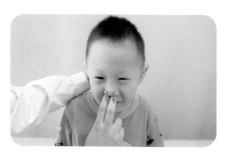

■ 图 5-409　黄蜂入洞

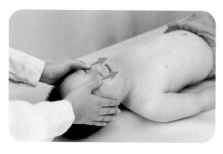

■ 图 5-410　推按胃经皮部(面部段)

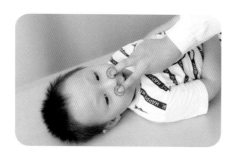

■ 图 5-411　揉迎香

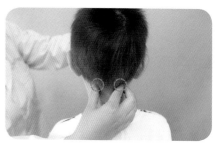

■ 图 5-412　揉风池

217

2. 痰湿阻窍

治法：健脾化痰

处方：清肺金（以泻为主）、补脾土、顺运内八卦、黄蜂入洞、揉迎香、推按胃经皮部（面部段）、摩建里

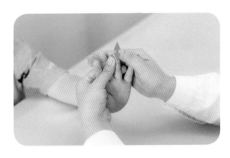

■ 图 5-413　清肺金

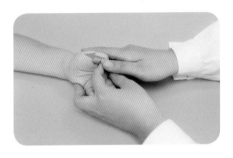

■ 图 5-414　补脾土

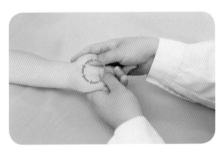

■ 图 5-415　顺运内八卦

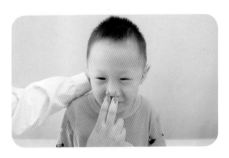

■ 图 5-416　黄蜂入洞

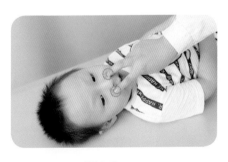

■ 图 5-417　揉迎香

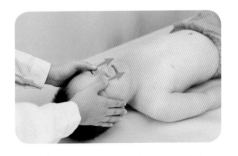

■ 图 5-418　推按胃经皮部（面部段）

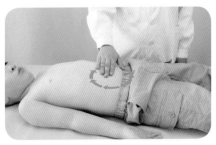

■ 图 5-419　摩建里

3. 气阴两虚

治法：益气养阴

处方：清肺金（以补为主）、揉二人上马、黄蜂入洞、揉迎香、推按胃经皮部（面部段）、摩关元

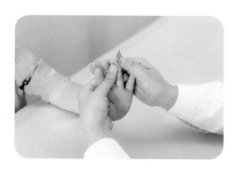

■ 图 5-420　清肺金

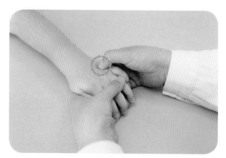

■ 图 5-421　揉二人上马

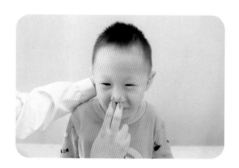

■ 图 5-422　黄蜂入洞

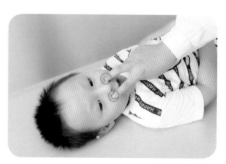

■ 图 5-423　揉迎香

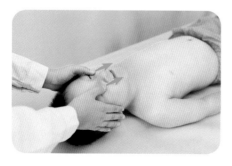

■ 图 5-424　推按胃经皮部（面部段）

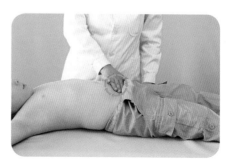

■ 图 5-425　摩关元

【术义分析】

《灵枢·本神》曰:"肺藏气,气舍魂,肺气虚则鼻塞不利。"《黄帝内经灵枢注证发微·热病》云:"今热病之始,肤痛,鼻塞,面亦充然而浮,乃病在于皮也,当取之皮以泻之。"本病属本虚标实之证。故核心操作选择清肺金以清泄肺热、补益肺气,清补结合,祛邪扶正,标本兼顾,"腧穴所在,主治所在",以黄蜂入洞、揉迎香、推按胃经皮部(面部段),通利鼻窍,主要针对患儿鼻腔局部症状。

风邪犯表,多见于过敏性鼻炎,治宜祛风散邪,通利鼻窍。正如《冷庐医话》所言:"感寒者,鼻塞流涕,或微恶寒,宜服生姜葱白。"生姜葱白均为辛温之品,因此本证以黄蜂入洞、揉风池、清肺金为君,以疏风散寒,黄蜂入洞亦是通鼻窍的要穴,专治寒性鼻塞、鼻流清涕。配以鼻旁之迎香穴及推按足阳明胃经皮部(面部段),以助鼻窍通利。

《伤寒杂病论》曰:"病在头中寒湿,故鼻塞。"因而痰湿阻窍鼻塞治宜化痰通窍。《素问·至真要大论》云:"诸湿肿满,皆属于脾。"又有《保命歌括·痰病》云:"治痰之法,理气为先。"故补脾土、摩建里为君,以健脾祛湿;配以顺运内八卦,理气化湿;再以黄蜂入洞、推按胃经皮部(面部段)、揉迎香宣通鼻窍;佐以清肺金以宣肺通窍。

《灵枢·百病始生》曰:"风雨寒热,不得虚,邪不能独伤人。"《灵枢·本神篇》曰:"肺藏气,气舍魂,肺气虚则鼻塞不利。"气阴两虚即禀赋不足导致的卫外不固,治宜益气养阴通窍。以揉二人上马、清肺金(以补为主)为君,揉二人上马补肾滋阴,与补肺金相配合,金水相生,配合摩关元,培补元气,通过调和腹部气血,使小儿经气得疏,正气得复,佐以鼻周穴位,黄蜂入洞、推按胃经皮部(面部段)、揉迎香以通利鼻窍。

【按语】

鼻炎是哮喘的危险因素之一,因此必须积极治疗,小儿推拿作为一种绿色、无痛、无副作用、易接受的中医外治疗法,有较好的疗效,但要根治却有一定困难,患儿必须长期坚持治疗,还可配合穴位敷贴疗法,以增强疗效,预防复发。

十九、近 视

近视是指眼睛在处于自然放松状态下,平行光线通过眼睛屈光系统折射后,焦点落在视网膜之前的一种屈光状态。主要表现在近视力正常,而远视力模糊。一般儿童近视多属"假性近视",是由于用眼过度,调节紧张导致的一种功能性近视,可用小儿推拿的方法及时矫治,否则,日久则形成真性近视。

虽然近视病变部位在眼,但辨证思路不能仅局限于眼,还要从脏腑、经络辨析入手。《灵枢·大惑论》中曰:"五藏六府之精气,皆上注于目而为之精。"说明了眼睛与脏腑的密切关系。"目者心之使也""肝气通于目,肝和则目能辨五色矣""髓海不足……目无所见""脾虚则五脏之精气皆失所司,不能归于目矣",因而小儿近视发生的原因主要体现在先天禀赋不足和后天劳伤两大方面,其病机主要为肝肾亏虚、脾虚气弱和心阳不足,导致目失所养。

在治则上应以调理脏腑为主,整体治疗方法以补法为主。

【临床表现】

小儿近视的临床表现以眼局部的症状为主。但可根据脏腑体质辨证,找出相对所虚之脏:肝肾亏虚常见腰膝酸软;脾虚多见纳呆便溏;心阳虚多见形寒肢冷。不同证型的具体临床表现如下:

1. 肝肾亏虚

视力下降,自觉昏暗,伴有腰膝酸软、头晕耳鸣,舌质红,脉沉细。

2. 脾虚气弱

视力下降,神疲乏力,纳呆,大便溏,舌质淡,脉细弱。

3. 心阳不足

视力下降,形寒肢冷,气短乏力,舌质淡红,少苔,脉弱。

【核心操作】

揉小天心、揉太阳、推坎宫、揉四白

【治疗】

1. 肝肾亏虚

治法:补益肝肾

处方:补肾水、揉二人上马、揉手背、揉小天心、揉太阳、推坎宫、揉四白、推按肝经皮部、层按(补法)下脘

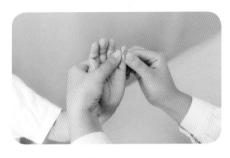

■ 图 5-426 补肾水

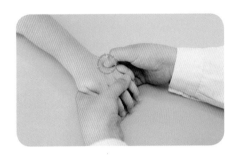

■ 图 5-427 揉二人上马

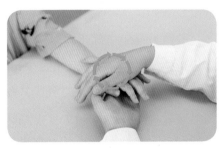

■ 图 5-428 揉手背

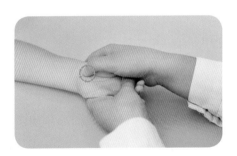

■ 图 5-429 揉小天心

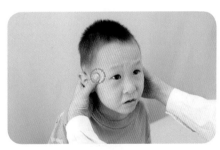

■ 图 5-430 揉太阳

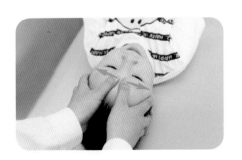

■ 图 5-431 推坎宫

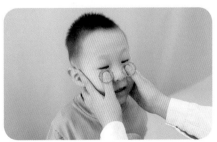

■ 图 5-432 揉四白

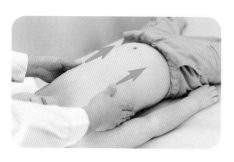

■ 图 5-433 推按肝经皮部

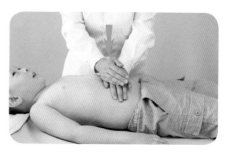

■ 图 5-434 层按(补法)下脘

2. 脾虚气弱

治法:补脾益气

处方:补脾土、揉小天心、揉太阳、推坎宫、揉四白、层按(补法)中脘、揉足三里

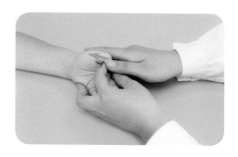

■ 图 5-435 补脾土

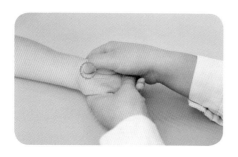

■ 图 5-436 揉小天心

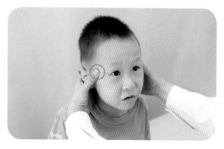

■ 图 5-437 揉太阳

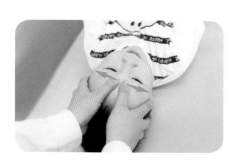

■ 图 5-438 推坎宫

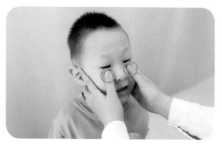

■ 图 5-439 揉四白

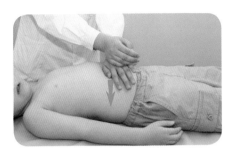

■ 图 5-440　层按（补法）中脘

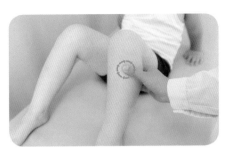

■ 图 5-441　揉足三里

3. 心阳不足

治法：温补心阳

处方：补脾土、揉小天心、揉太阳、推坎宫、揉四白、推按心经皮部、捏脊

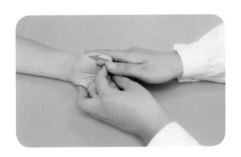

■ 图 5-442　补脾土

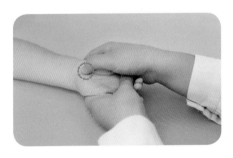

■ 图 5-443　揉小天心

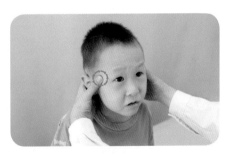

■ 图 5-444　揉太阳

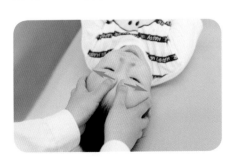

■ 图 5-445　推坎宫

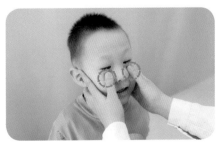

■ 图 5-446　揉四白

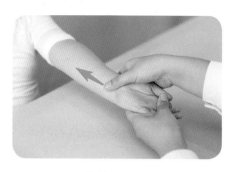

■ 图 5-447　推按心经皮部

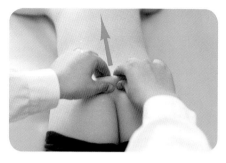

■ 图 5-448　捏脊

【术义分析】

《灵枢·大惑论》曰："目者，五脏六腑之精也。"眼睛虽然为视觉器官，但是却和五脏有密切的联系。眼睛和五脏之间的贯通依赖于经络，脏腑的精气通过经络的运行传输至目，才得以正常发挥视觉功能。因此，不管何种证型均有眼睛局部手法，揉太阳、推坎宫、揉四白，促进眼睛局部血运，濡养明目，并辅以揉小天心以明目。根据不同证型，还需对证治疗：

《诸病源候论·目病诸候》中提及"夫目不能远视者，由于目为肝之外候，脏腑之精华，若劳伤脏腑，肝气不足，故而不能远视"。肝开窍于目，肝若受损，必累及目。肝肾同源，肾为肝之母，水能生木，肝肾之气充足，则明目。因而针对肝肾亏虚型近视，以补肾水、揉二人上马为君，以补肾阴，达到滋水涵木的目的。再配以揉手背、推按足厥阴肝经，以养肝血、柔肝阴。佐以层按补法施于下脘，以补益先天之不足。

《兰室密藏》曰："夫五脏六腑之精气，皆禀受于脾，上贯于目。脾者诸阴之首也，目者血脉之宗也，故脾虚则五脏之精气，皆失所司，不能归明于目矣。"脾虚气弱者以补脾土、按揉足三里为君，以健脾胃，补气血；再配以小儿腹部推拿之层按补法作用于中脘，该穴乃胃之募穴，施补法于中脘补益中气以治本。

《审视瑶函》言："目能近视而不能远视者，阳不足，阴有余，病于少火者也，无火是以光华不能发越于远，而拘近视耳。"心为火脏，烛照万物，若心阳不足，导致神光不得发越于远处。故心阳不足型近视需补养心阳，而心火穴不宜补,恐生心火,故以补脾土代之,再配推按手少阴心经皮部以调理心经;配合捏脊以调和阴阳、培补元气。

【按语】

近视可分成真性近视和假性近视,推拿对于治疗假性近视有明显的疗效,但是对于真性近视推拿仅能改善症状,无法治愈。上述的小儿推拿方法适用于 6 岁以下的儿童。若近视发生在学龄期或青少年时期,则建议参考成人推拿治疗思路。

二十、湿　疹

湿疹是小儿常见的过敏性炎症性皮肤病,在一年四季和身体的任何部位均可发生。湿疹皮损好发于颜面,多自两颊开始,渐侵至额部、眉间、头皮,反复发作。严重者可延及颈部、肩胛部,甚至遍及全身。主要是由于先天禀赋不足、饮食不节或湿热侵袭等原因导致。

婴幼儿之湿疹,中医属"胎癣""奶癣"范畴,出自《外科证治全书》,又名"胎敛疮""乳癣"之名。《外科正宗·奶癣》云:"奶癣,儿在胎中,母食五辛,父餐炙爆,遗热与儿,生后头面遍身发为奶癣,流脂成片,睡卧不安,搔痒不绝。"也说明本病多与湿和热关系密切。湿邪可由外而入,小儿受凉受湿;也可因内而生,小儿脾胃失调,湿浊内蕴。小儿禀性使风湿热毒易蕴留肌肤而发为湿疹,好发于小儿之头面部,或可延展于其他部位。

在治则上应以扶正祛邪为主,整体治疗方法以下法为主,根据不同证型可配合调脏、清法、补法。

【临床表现】

主要通过皮损的色泽以及兼证情况,进行辨证,湿热者多见色鲜红,兼见热象;脾虚者多见皮损暗红,兼见虚象。具体临床表现如下:

1. 湿热浸淫

皮损色红,水湿或脓液渗出,瘙痒难忍,皮肤灼热,口渴,大便干,小便黄赤,舌红苔黄,脉滑,指纹紫。

2. 脾虚湿盛

皮损暗红,渗液多,伴腹胀,大便清稀,纳差,舌淡苔腻,脉濡,指纹红。

【核心操作】

清肺金、泻心火、补脾土、泻大肠、推后溪

【治疗】

1. 风湿热淫

治法:清热利湿,祛风止痒

处方:清肺金、补脾土、泻心火、
泻大肠、推后溪、清天河水、揉风池

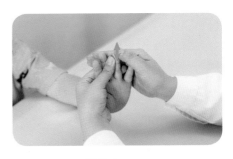

■ 图 5-449　清肺金

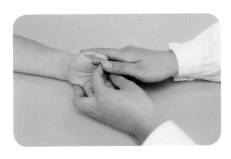

■ 图 5-450　补脾土

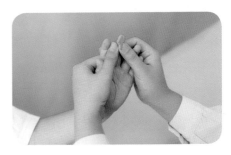

■ 图 5-451　泻心火

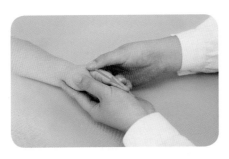

■ 图 5-452　泻大肠

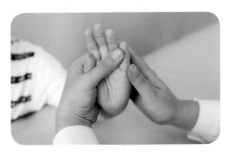

■ 图 5-453　推后溪

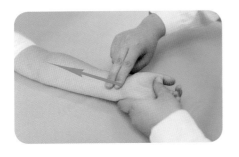

■ 图 5-454　清天河水

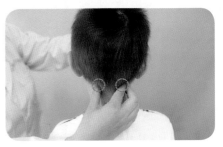

■ 图 5-455　揉风池

2. 脾虚湿盛

治法:健脾除湿

处方:清肺金、补脾土、泻心火、泻大肠、推后溪、推上三关、捏脊、层按(补法)下脘

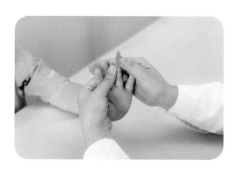
■ 图 5-456　清肺金

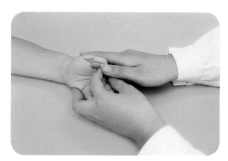
■ 图 5-457　补脾土

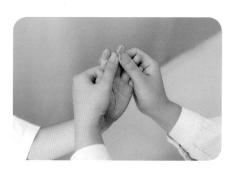
■ 图 5-458　泻心火

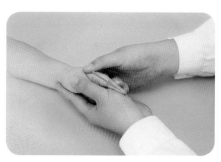
■ 图 5-459　泻大肠

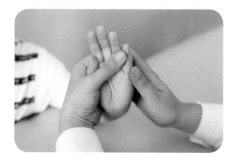
■ 图 5-460　推后溪

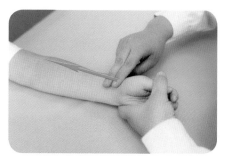
■ 图 5-461　推上三关

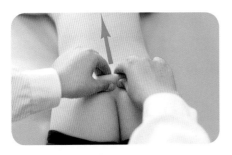

■ 图 5-462　捏脊

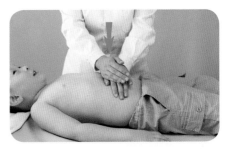

■ 图 5-463　层按（补法）下脘

【术义分析】

《外科正宗》云："风疮奶癣多搔痒，血灌脓窠痛欠安，还有心脾治热症，口疳重舌一般看。"可见湿疹之症多责之于心、脾。"诸痛痒疮皆属于心"，因而核心操作选择泻心火；健脾行气方可化湿润燥，故核心操作选择补脾土，以健脾化湿。临床上根据病情虚实，清肺金在操作上有所侧重，以达到清泄肺热或补益肺气的功效，一般湿疹初起，以泻肺金为主，后期或反复发作，以补肺金为主。同时以下法的常用核心穴大肠、后溪，调肠胃、清湿浊。

《圣济总录》论曰："小儿体有风热，脾肺不利，或湿邪搏于皮肤，壅滞血气，皮肤顽厚，则变诸癣。或斜或圆，渐渐长大，得寒则稍减，暖则痒闷，搔之即黄汁出，又或在面上，皮如甲错干燥，谓之奶癣。"湿热之邪，内侵于肺，发于体表，故以清天河水为君，既可清泄内热，又擅透疹；配以泻大肠、推后溪，共清肺肠湿热，并以补脾土健脾化湿，佐以清肺金、揉风池，清热解毒，疏风止痒，以泻心火泻火除烦。

脾虚湿盛者，则因脾胃运化失调，湿浊内生，犯溢肌表，发为湿疹。治以健脾除湿，以补脾土、推上三关、捏脊为君，补脾土可健脾益气，推上三关能温阳透托，捏脊以调和气血，助推上三关温阳固表；配泻大肠、推后溪以祛湿；佐以泻心火清心除烦，以清肺金疏风止痒、固表实卫，以层按（补法）下脘行气调中，以助利湿。

【按语】

中医认为本病多因怀孕时多食辛辣、鱼腥海味等发物或情志内伤，肝火内动，遗热于儿所致或者生后喂乳失当，饮食不节，脾胃薄弱；过食肥甘脾失健运，湿热内生而发生。所以，孕妇要做到饮食有节，起居有常，方可防病。

索引一

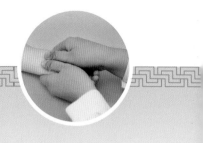

常用操作索引

Q

揉膊阳池……………………………………………………

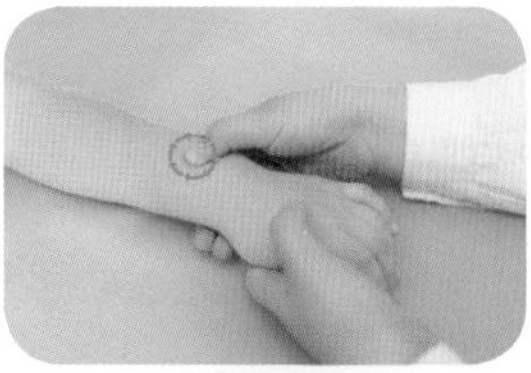

揉风池……………………………………………………

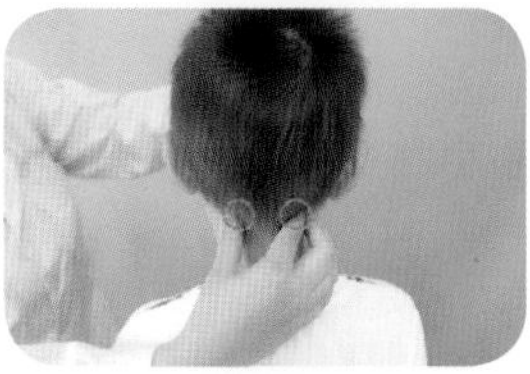

揉丹田……………………………………………………

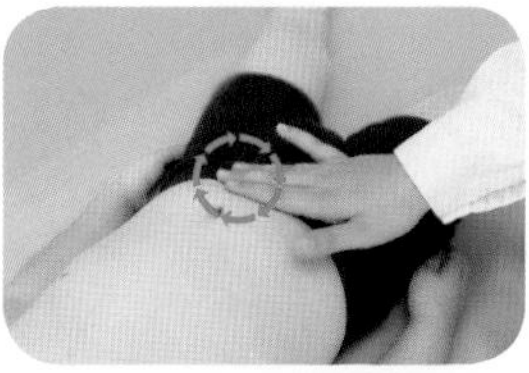

揉二人上马………………………………………………

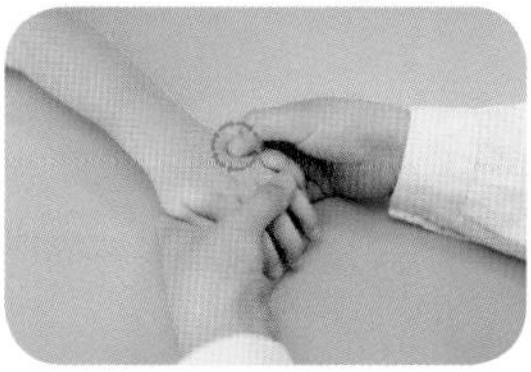

揉龟尾……………………………………………………

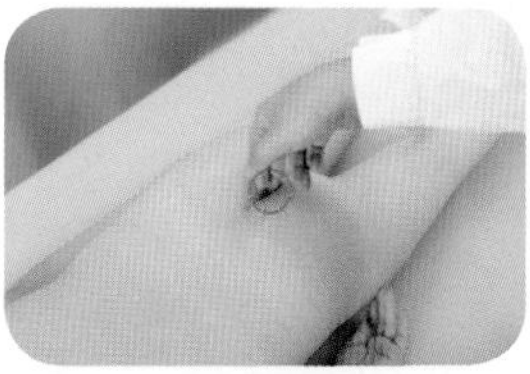

揉命门……………………………………………………

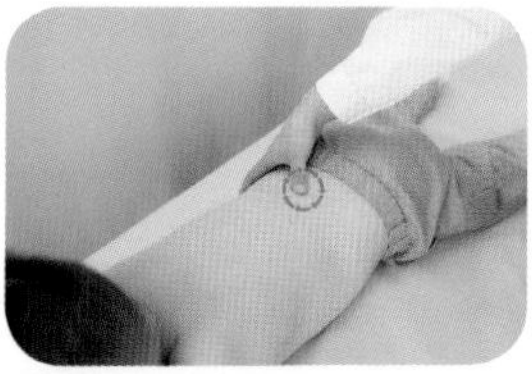

揉内劳宫…………………………………………………

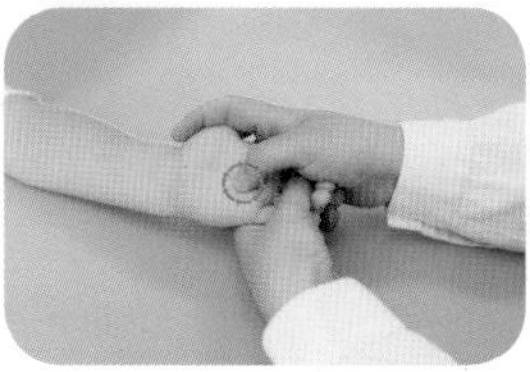

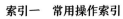

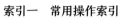

索引二

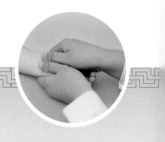

常用穴位索引

H

后溪　36

黄蜂入洞　33

J

脊　47

肩井　64

建里　91

精宁威灵　57

K

坎宫　61

L

六腑　43

M

命门　70

N

内八卦　49

内劳宫　44

P

脾土　25

脾俞　68

Q

七节骨　37

R

乳旁乳根　66

S

三关　38

上脘　89

肾顶　58

肾水　30

肾俞　69

十宣　56

手背　54

手阴阳　46

四白　62

四横纹　51

T

太阳　61

W

外劳宫　40

五指节　52

X

下脘　92